すぐにはじめる!

50歳からの

腸にやさしい食べかた

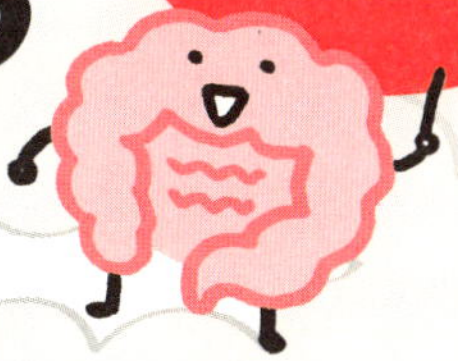

東京医科歯科大学 名誉教授

藤田紘一郎 著

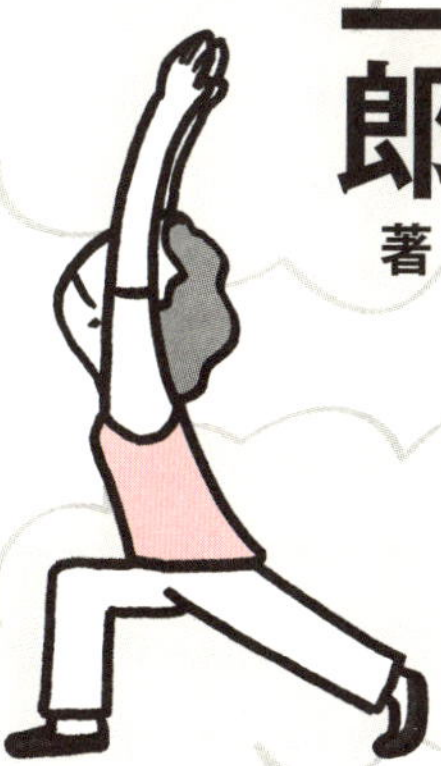

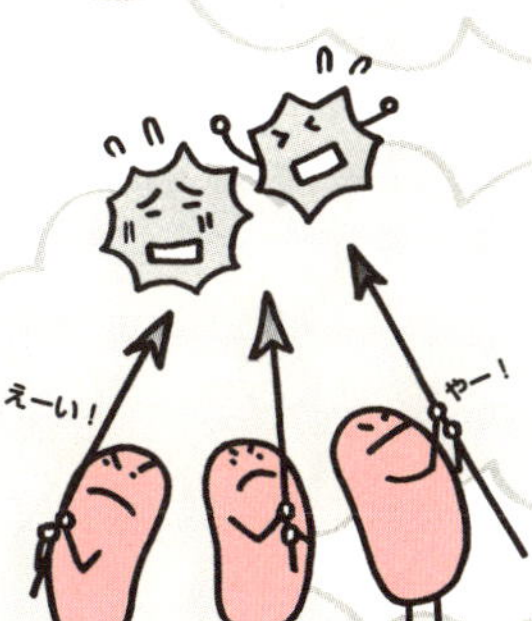

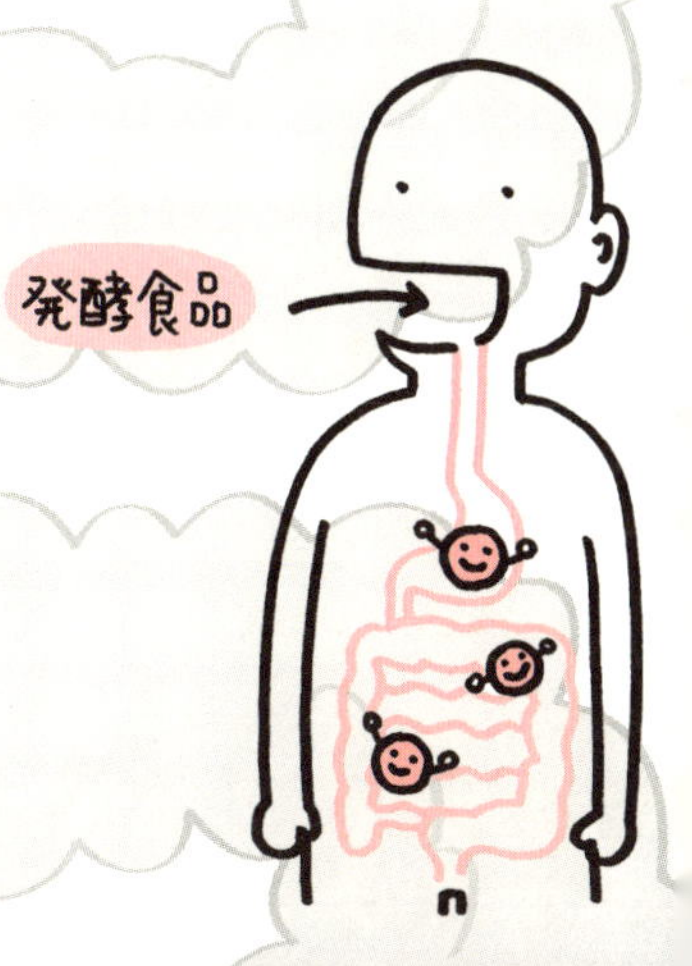

日東書院

はじめに

腸とはどんなものでしょう

まずはじめに、最近の研究結果についてお話ししようと思います。

今まで、腸内細菌は100種類100兆個といわれてきました。しかし、最近になって1千種類1千兆個もの腸内細菌が、私たちの体のなかに棲んでいることが判明しました。

それだけ多くの腸内細菌はどのように構成されているのでしょうか。この構成は実に面白いバランスでした。

◎90パーセントの腸内細菌が生まれながらに決まっている

最近の研究によると、私たちの体内にいる腸内細菌の約9割は培養できないことがわかりました。そのほとんどは、土壌菌だったり、皮膚の常在菌だったり私たちの周りにある普通の菌種だったのです。つまり、ヒトは生まれたときから変わらず、腸内環境を維持し続けているのです。しかし、メディアなどでは腸内環境を改善する、腸内細菌のバランスを整えるといった言葉を良く耳にしますが、9割の細菌が固定されているのがわかった今、不可能なことのように感じるかもしれません。けれども、1割の腸内細菌がキーポイントとなっていたのです。

◎1割の腸内細菌があなたの人生を変える

9割の腸内細菌は生まれ持ったまま、変わることはありません。しかし1割の腸内細菌の数は日々変化しています。この1割の細菌たちが、一般的に善玉菌、悪玉菌、日和見菌と呼ばれ培養できる細菌です。

◎人生を変えるキー世代は50歳から

この1割の腸内細菌のバランスを良好に保つことで、長寿スイッチをONにしたり、幸せ物質の生成を促したりできるのです。その腸内環境がブレずに長生きできるようにするには、50歳からが勝負となります。

なぜなら、体内の活動エンジンが切り替わるからです。このエンジンの変化と腸内環境は深く関わっています。

◎50歳からの腸内環境を崩さないためには

まず、善玉菌の数を増やしましょう。善玉菌の数を増やすことによって腸内環境は格段に良くなります。善玉菌のエサになるオリゴ糖や食物繊維を多く摂って善玉菌を増やすのです。善玉菌の増え方には面白いデータがあります。（下図）

＜オリゴ糖摂取による腸内細菌の増減＞

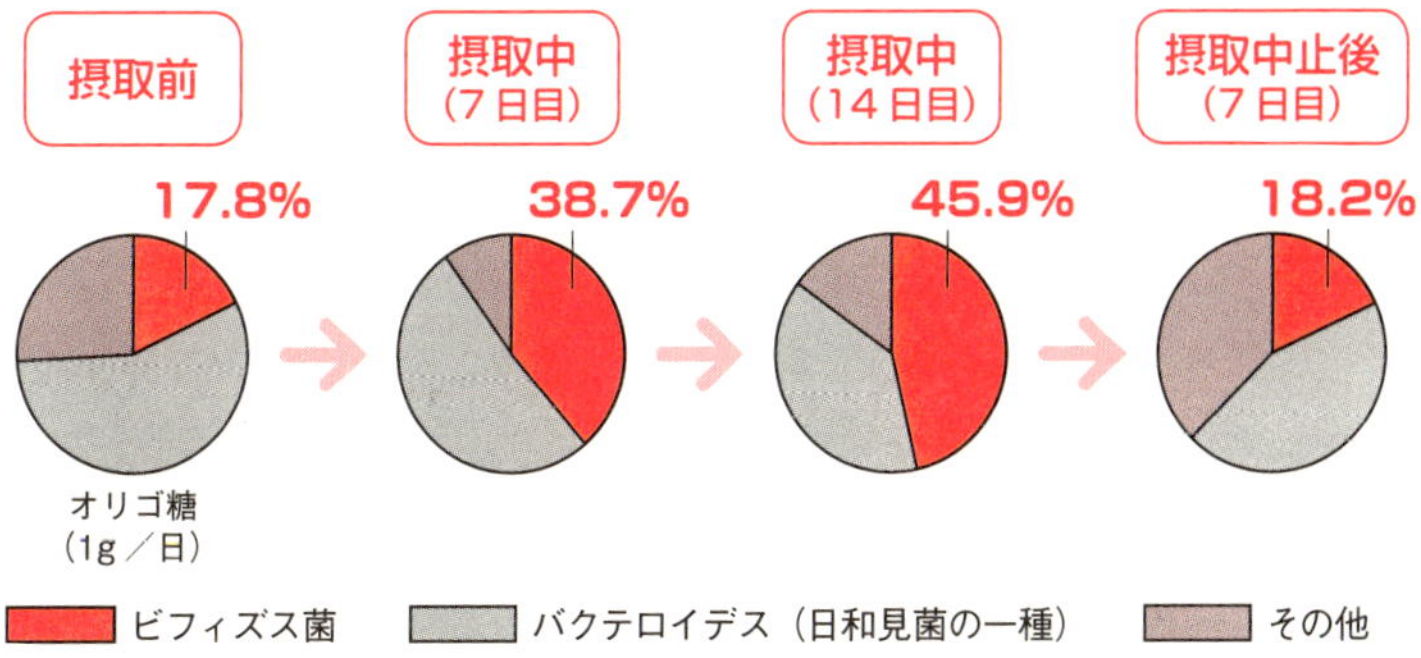

（出典：松枝啓「自然食ニュース」2005年）

ビフィズス菌を摂取してから善玉菌が増えるまでの経過、その後、ビフィズス菌の摂取を辞めて減るまでの経過も見た円グラフです。このように、摂取してすぐ、善玉菌は増えます。そして摂取を辞めるとすぐに減少してしまうのです。善玉菌を味方につけるには、善玉菌のエサとなる食材を継続的に摂取することが大切なのです。

◎1割の細菌でどんな変化が起こるのか

細菌バランスを善玉菌優位にしたとしましょう。そのとき、起こる変化は腸内環境が整い、便通が良くなるといったことだけではありません。善玉菌が『セロトニン』を生成しはじめます。セロトニンとは神経伝達物質。脳に幸せなどの感情の信号を送る物質です。セロトニンが腸の壁から吸収され、脳に届くようになると脳は幸せと判断します。

つまり、心の健康も腸が導き出してくれているのです。

◎腸内環境が改善している指数

最近、幸せを感じることが多くなったなぁ。きっと腸内環境が正常化されているんだ。なんて感じる人はきっと少ないでしょう。腸内環境が改善しているか見るのに、一番手っ取り早いのは、便を見ることです。便秘ぎみで3日に1回だった人が、1日に1回必ず出るようになる。下痢気味でいつも形になっていなかった人が形のある便が出るようになる。それだけでも、腸内環境が改善しているということがわかるのではないでしょうか。

◎健康で長生きする腸のつくり方

本書では、腸内環境についてわかってきていること、健康で長生きするための腸のつくり方を紹介します。腸のつくり方というのは、つまり、口から摂取するものの食べ方です。健康な腸をつくるためには、ときには選り好みも大切だということを、忘れないでください。

もくじ

はじめに　腸とはどんなものでしょう …… 3

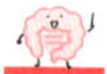

1章 腸の基本 …… 17

マンガ 腸すごい　腸ライフ …… 18
かつて生き物の口と肛門は一緒だった …… 20
いろいろある腸の役割 …… 22
腸は脳より考える力がある? …… 24
免疫機能の主な働き …… 26
免疫力アップのカギは腸にあり …… 28
がんに打ち勝つ免疫細胞をつくる …… 30

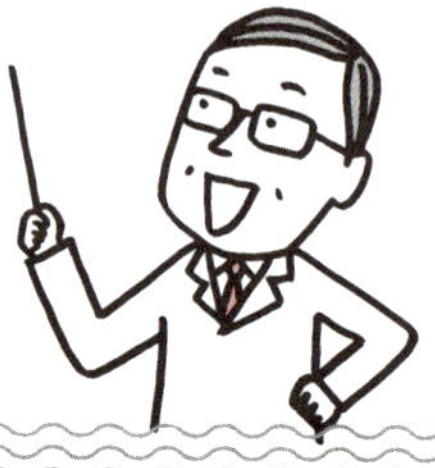

腸最大の免疫組織パイエル板……32
NK細胞は体内の警護部隊……34
ヒトがつくり出したアレルギー疾患……36
寄生虫がアレルギーを抑える……38
幸せ物質は腸でつくられる？……40
腸内細菌が脳の発達を促す？……42
腸内細菌がいるから生きられる……44
大腸内に生息する細菌の重さは約1・5キロ！……46
体を内側から健康にする腸のお花畑……48
腸内細菌のエサを食べよう……50
乳酸菌でブタの性格が変化……52
食べることと免疫との関係……54
食物繊維を摂らなくなった日本人……56
コラム 腸内環境を良くする乳酸菌生成エキス……58

2章 元気な腸……59
マンガ のんきな腸学校……60
体とこころを守る腸の働き……62
元気な腸には欠かせない悪玉菌……64
便の様子で腸内環境がわかる……66
理想的な便の量が時代とともに変化……68
便を出すためのトレーニング……70
腸内フローラ活性化計画……72
日本の伝統食はこころも健康にする……74
体をサビつかせる最大の原因……76
活性酸素を取り除くフィトケミカル……78
体に良いのは自然の状態に近いもの……80
2種類の食物繊維で腸を活性化……82

楽しいお酒なら休肝日は不要……84
愛が冷めるのは腸内細菌の不足が原因!?……86
よく噛んで活性酸素の発生を抑える……88
コラム お酒に対する強さ　調べてみませんか……90

3章 不健康な腸

3章 不健康な腸……91
マンガ 腸悪学園　悪玉習慣……92
赤ちゃんの免疫力を高めることが大切……94
腸内細菌はなぜ免疫機構に排除されないか……96
悪玉菌も腸内には必要な存在……98
腸内環境悪化がうつ病増加の原因!?……100
自然免疫・NK細胞はストレスに弱い……102
ストレスから解放されると腸は活発になる……104

不健康な腸にはシンバイオティクス……106
日本人の8割は便秘……108
保存料などの添加物は腸内細菌の敵……110
糖分過剰な食生活がキレる若者をつくる……112
油は腸を汚くする!?……114
腸の流れを詰まらせない油……116
コラム 睾丸はラジエーターだった……118

4章 年代別の腸……119

マンガ 元気な営業部のA子さんとダンディ部長……120
腸年齢って何?……124
腸が喜ぶ生活習慣……126
0歳 舐めて菌を摂り入れる……128

0歳　アトピーと腸の関係……130
0歳　土壌菌が子どもを丈夫にする……132
30歳代　30歳からの腸生活……134
30歳代　炭水化物をちゃんと食べないとダメ……136
30歳代　腸内が安全地帯過ぎるのも危険……138
30歳代　中間管理職の腸内は……140
40歳代　40歳からの腸生活……142
40歳代　肉はあまり食べない……144
40歳代　40歳過ぎて離婚した男性はがんになりやすい……146
40歳代　炭水化物はほどほどに……148
50歳代　50歳からの腸生活……150
50歳代　長寿遺伝子は50歳以降にスイッチが入る……152
50歳代　50歳過ぎたら主食は不要……154
50歳代　糖質から酸素へガソリン変更……156

50歳代 若いときと同じ食事は脳も老化させる……158
50歳代 主食抜きダイエットで長生き……160
50歳代 50歳過ぎてからのマラソンは危険……162
60歳代 60歳からの腸生活……164
60歳代 発酵食品は長寿を導く……166
60歳代 適度にコレステロールを摂る……168
60歳代 四大疾病には活性酸素が関係している……170
60歳代 藤田式長寿食のススメ……172
コラム 便秘を抑制する「の」の字マッサージ……174

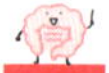

5章 長寿の腸……175
人間の寿命はもともと100歳……176
腸年齢が若いと長生き……178

寿命を伸ばすテトラ細菌……180
「ピンピンコロリ」は腸から……182
NK細胞活性が強いとがんにならない……184
寿命は生活習慣しだい……186
活性酸素を減らす……188
肥満とお酒の飲み過ぎはNG……190
ちょっとコレステロール高めで長生き……192
水にこだわろう／水の選び方・飲み方……194
長寿を導く発酵食品……196
和食が平均寿命を延ばしていた……198
腫瘍壊死因子を生成する食品……200
がんを抑制する食品……202

あなたの今日のうんちはどんなうんち？……204
おわりに／参考文献……206

イラスト　坂木浩子
カバーデザイン　CYCLE DESIGN

1章

腸の基本

マンガタイトルは　腸《ちょう》すごい　腸《ちょう》ライフ

●腸《ちょう》すごい　腸《ちょう》ライフ●

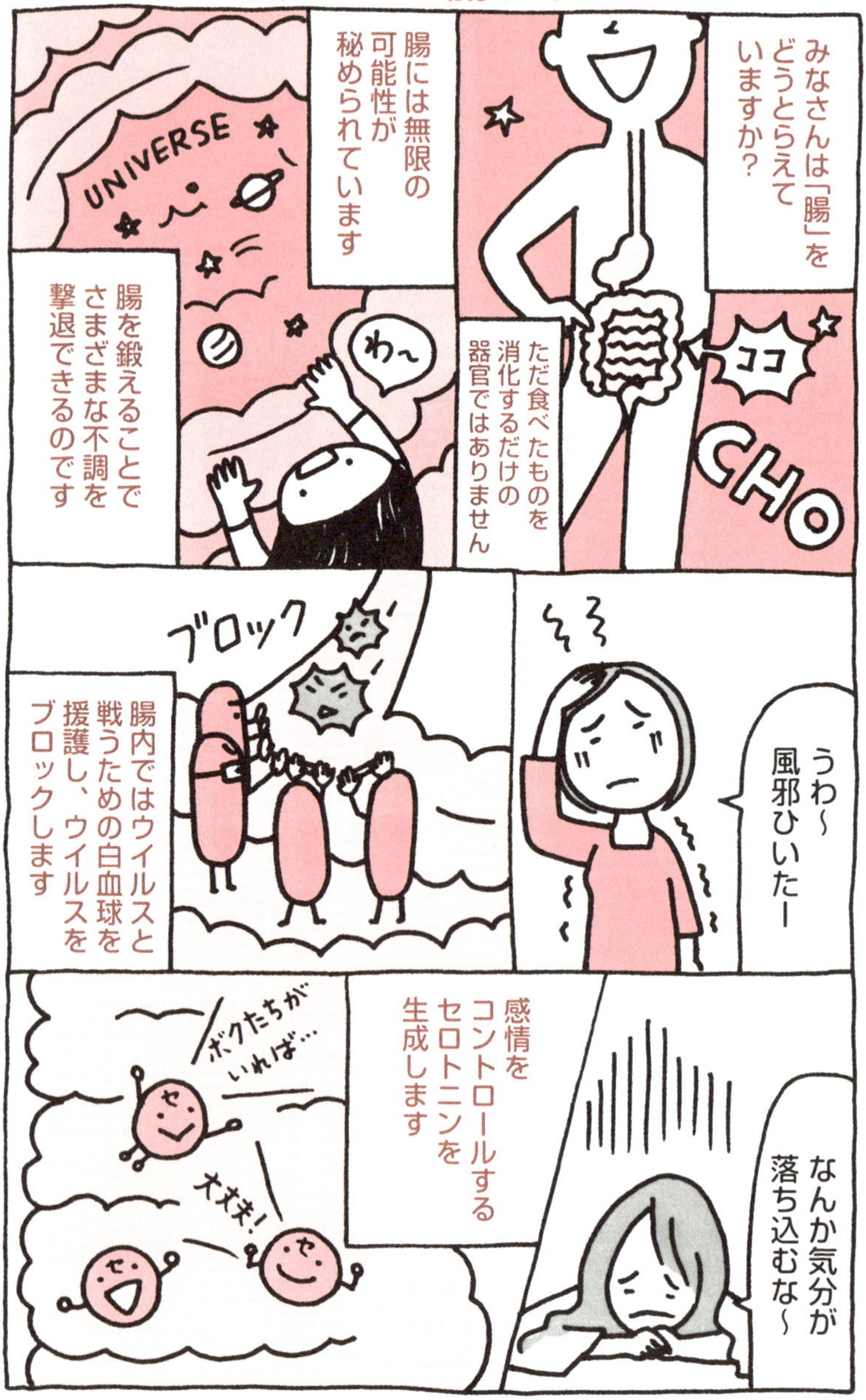
みなさんは「腸」をどうとらえていますか？
ココ
CHO
ただ食べたものを消化するだけの器官ではありません
腸には無限の可能性が秘められています
UNIVERSE
わ～
腸を鍛えることでさまざまな不調を撃退できるのです
うわ～風邪ひいたー
ブロック
腸内ではウイルスと戦うための白血球を援護し、ウイルスをブロックします
なんか気分が落ち込むな～
感情をコントロールするセロトニンを生成します
ボクたちがいれば…
大丈夫！

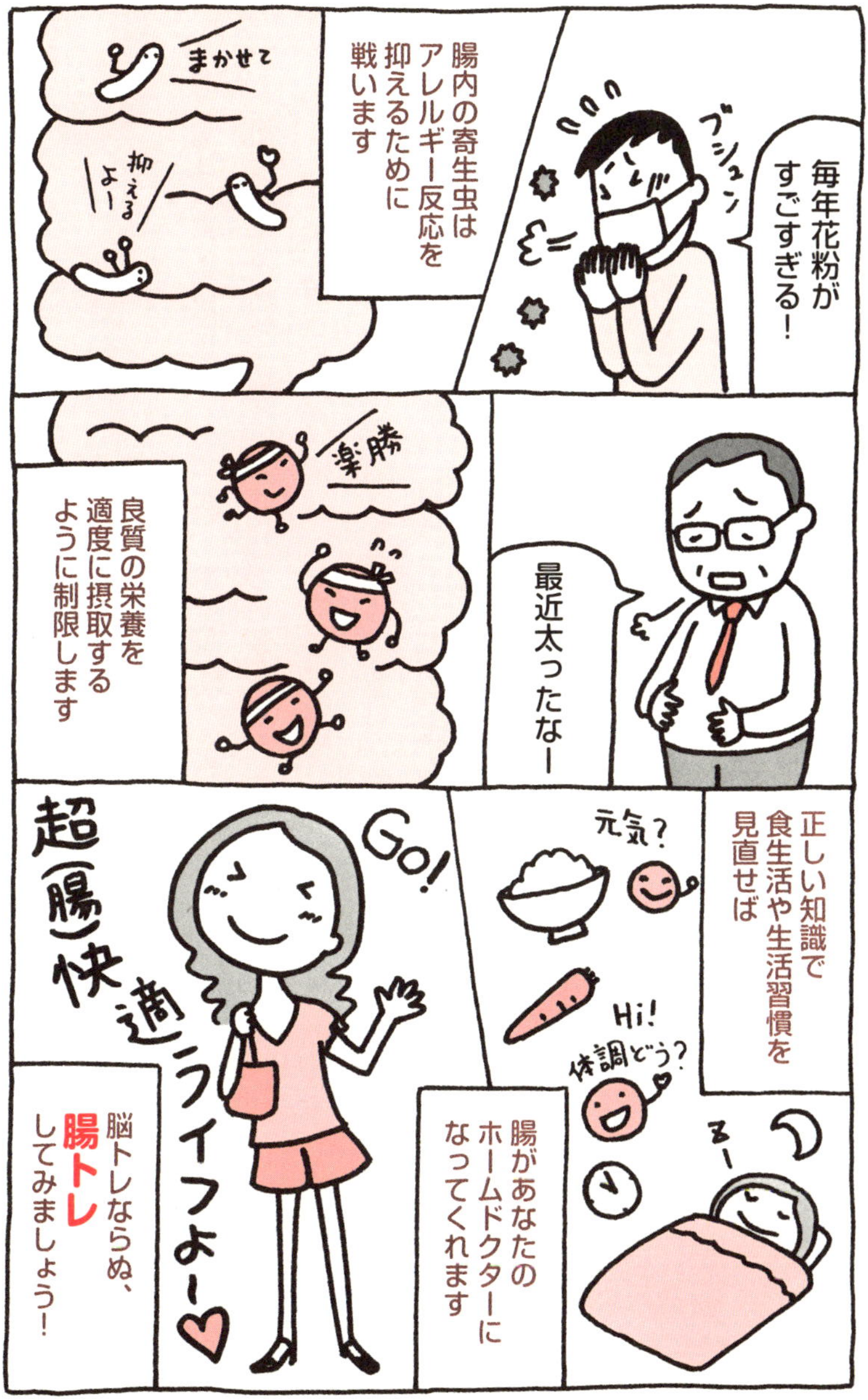
毎年花粉がすごすぎる！
ブシュン
腸内の寄生虫はアレルギー反応を抑えるために戦います
まかせて
抑えるよー
最近太ったなー
良質の栄養を適度に摂取するように制限します
楽勝
正しい知識で食生活や生活習慣を見直せば
元気？
Hi!
体調どう？
腸があなたのホームドクターになってくれます
Go!
超(腸)快適ライフよー
脳トレならぬ、腸トレしてみましょう！

腸の基本

かつて生き物の口と肛門は一緒だった

地球上に生命が誕生したのは、約40億年以上前のこと。生命体はまず、単細胞生物として出現し、多細胞生物へと進化していきました。

この進化の過程で最初に備わった器官が、脳でも心臓でもなく「腸」です。神経系にとって最初に特殊化したニューロンと呼ばれる神経細胞は、ヒドラやイソギンチャク、クラゲなどの腔腸動物の腸の中で出現しました。腔腸動物は今でも腸しかありません。脳がないため、腸だけでさまざまな判断を下しています。**口と肛門さえも分かれておらず、出口とも入口ともいえないところから体内に入った食べ物を消化して、また同じところから排出する**という単純な構造です。

動物はこの腔腸動物をもとに、2種類の系統に分かれて進化の過程をたどります。ひとつは昆虫を頂点にした腹側神経系動物、もうひとつは私たち哺乳類を頂点とした背側神経系動物への進化です。

このように進化の歴史から見ても、器官のすべてが腸を源としているのです。

ここを腸Check!

- □ 地球上の生命体は最初は腸だった
- □ 進化の過程で腸から脳ができた
- □ 腹側神経系動物と背側神経系動物に進化の過程で分かれた

腸から進化した臓器

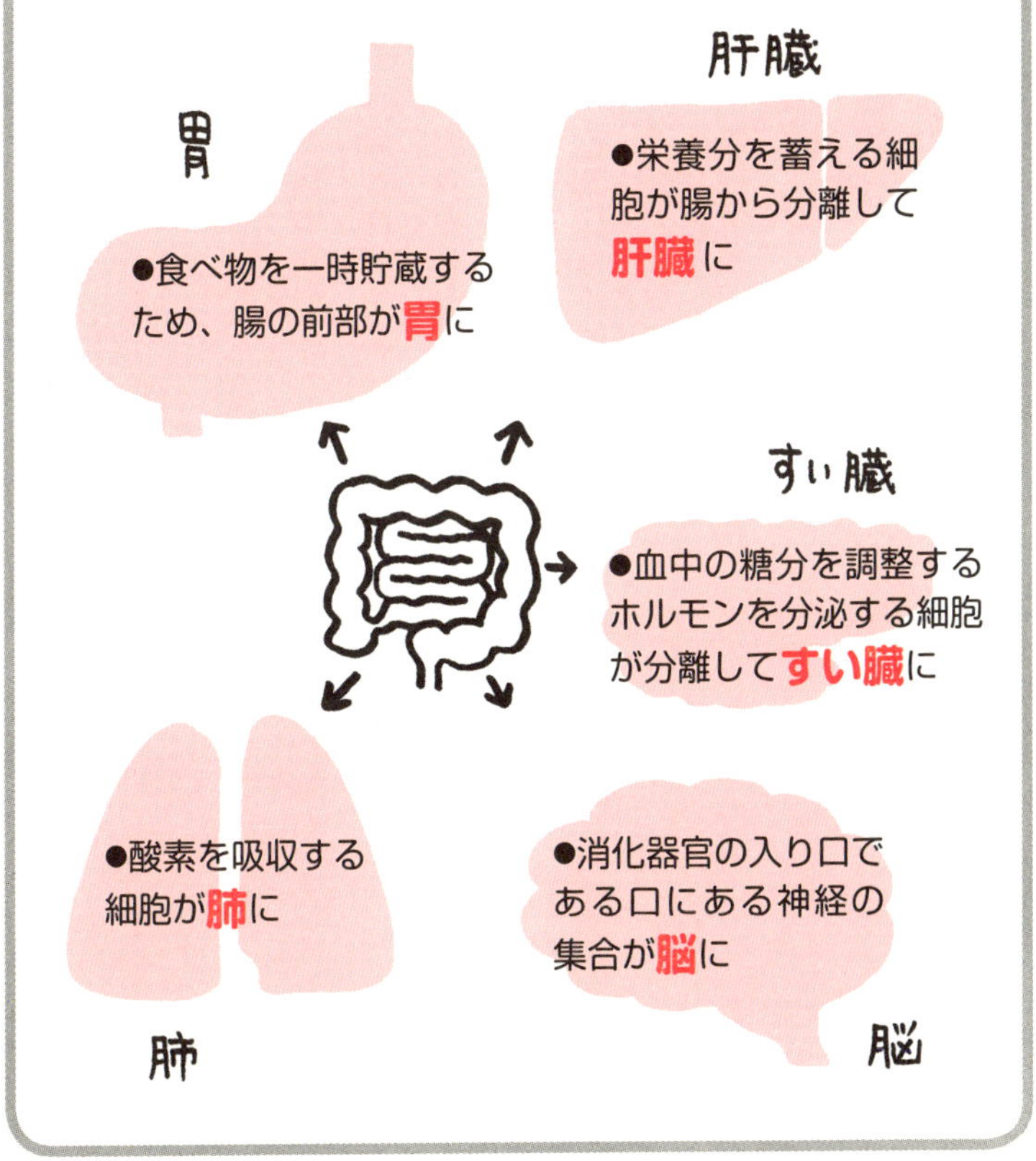
胃
●食べ物を一時貯蔵するため、腸の前部が胃に
肝臓
●栄養分を蓄える細胞が腸から分離して肝臓に
すい臓
●血中の糖分を調整するホルモンを分泌する細胞が分離してすい臓に
●酸素を吸収する細胞が肺に
肺
●消化器官の入り口である口にある神経の集合が脳に
脳

腸の基本

いろいろある腸の役割

口からはじまり、食道、胃、腸、肛門へと続く6～10メートルの消化管の3分の2が腸です。外から運び込まれる食べ物も病原体も消化管を通るため、「内なる外」と呼ばれ、口から入った食べ物は消化・吸収され、約24時間後に排泄されます。

消化管のなかでも、腸は入ってきた食べ物を体内に摂り入れて良いかどうかを瞬時に判断しています。そのため病原体などから体を守るために強い免疫系が存在しているのです。その役割を果たしているのが、**回腸に多く存在するパイエル板などの腸管特有の免疫組織**で、これを活性化しているのが腸内細菌です。

腸内細菌の数は、最新の遺伝子研究によって1千種類、1千兆個であることがわかりました。遺伝子で検出すると、腸内細菌には培養できない菌の方がはるかに多いことがわかり、そのうちの約4分の3が発酵食品に含まれる菌や、土壌菌、肌にいる皮膚常在菌など、私たちのまわりにごく普通に存在する菌でした。一方、培養できる菌は100種類100兆個。この腸内細菌は食べ物によってどのように変化するのでしょうか。

ここを腸Check!

- □ 腸管の長さは約6～10メートル
- □ 腸内に住んでいる細菌の数は1000種類1000兆個
- □ 培養できる腸内細菌は100種類100兆個（全体の1/10）

腸の仕組み

分泌される唾液、胆汁、腸液によって消化が進み、胃液の酸性が中和される。

絨毛構造が密に発達し、分泌される消化酵素の活性も高く、消化・吸収の中心。

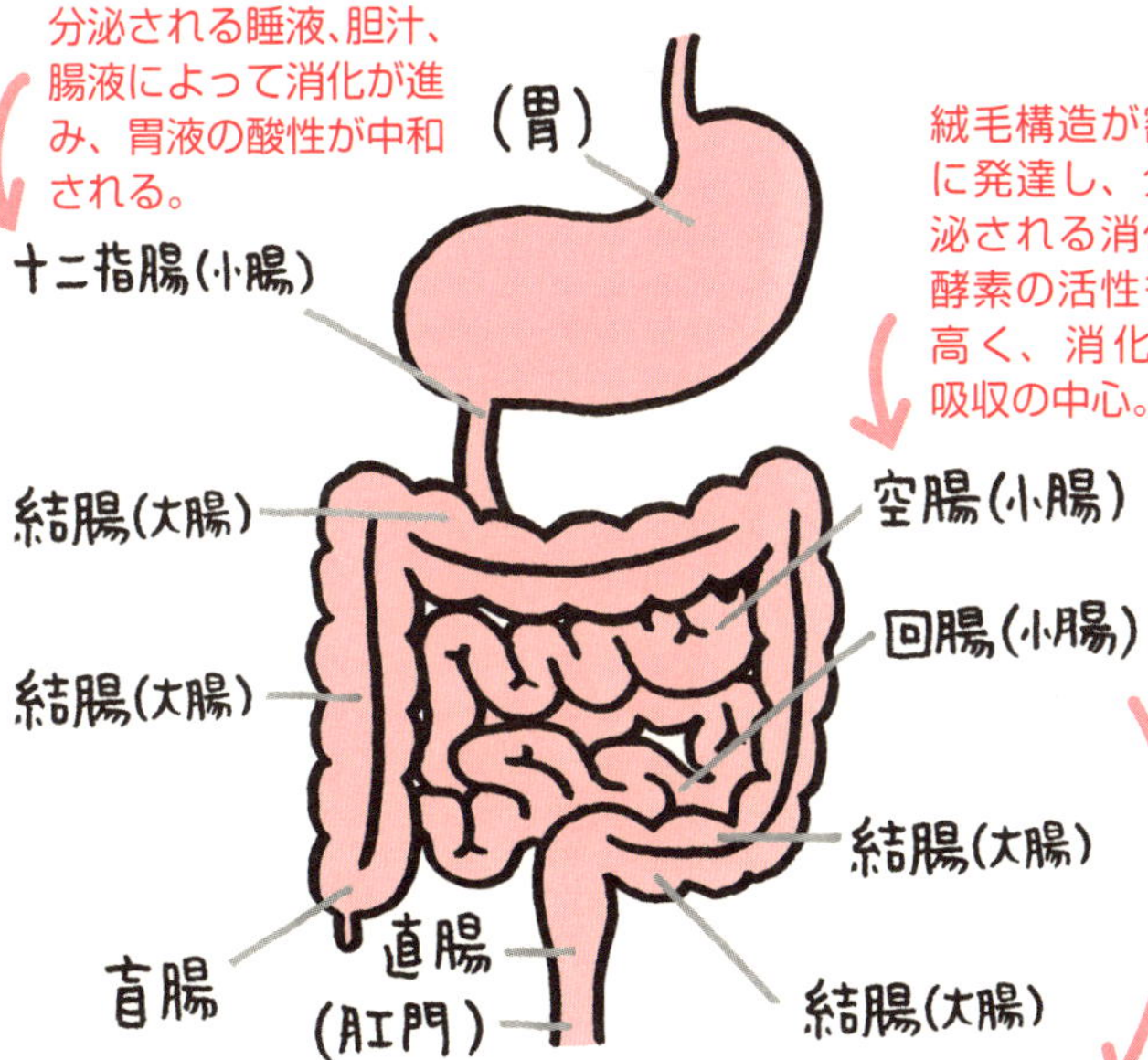

腸での免疫機構の役割を果たしているリンパ組織のパイエル板や腸管特有の免疫組織が多く存在。

小腸 全長約4～7メートル

大腸 全長は約1.5メートル

上部で水と電解質が吸収し、下部で便をつくる。

腸の基本

腸は脳より考える力がある？

「腸は消化の目的だけに働くもの」、これがごく一般的な考え方ではないでしょうか。しかし、実際は病原菌を排除する、必要なビタミン類を合成する、免疫力をつくる、という生きるために重要な役割を担っているのが腸です。

人間の腸には、大脳に匹敵するほどの数の神経細胞があり、「腸は第二の脳」といわれますが、私は腸のほうが脳よりはるかにかしこいと思っています。

たとえば、危険な食べ物かどうかを判断するとき。食中毒の細菌が入っていても、脳はわかりません。しかし、腸は菌が入ると激しく拒絶反応を示し、吐き出したり、下痢を起こしたり、肝臓やすい臓などほかの臓器に指令を出して、できるだけ早く体から排出しようとします。このような働きを腸は脳の指令なしに、自分で判断して行っているのです。

また、脳死しても腸は機能し続けることができますが、腸が死んでしまえば脳の動きも完全に停止してしまいます。さらに、「幸せ」を感じる物質のセロトニンやドーパミンを「合成して脳に運んでいる」のも腸。**これらが「腸は脳よりかしこい」という理由です。**

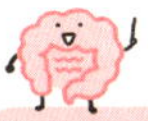

ここを腸Check!

- □ 腸は脳よりもかしこい
- □ 口から取り入れたものの良し悪しを判断する
- □ 脳よりも早く「幸せ」を感じとれる

「危険！」を判断するのは腸

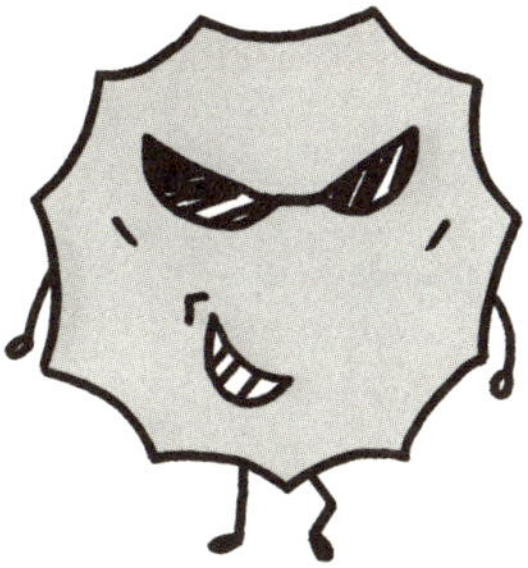

悪玉菌

危険

- 病原性大腸菌
- 毒性の強いもの
- 刺激物
- 油

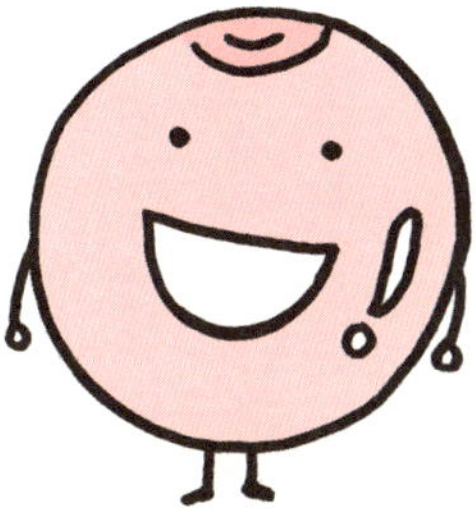

善玉菌

OK

- 乳酸菌
- 善玉菌
- 食物繊維
- ミネラル

腸の
基本

免疫機能の主な働き

私たちの身の回りはウイルスや細菌、寄生虫などたくさんの病原体であふれています。これらの病原体が体内に侵入して悪さをすると、ウイルス性の風邪を引いたり、インフルエンザにかかったりします。しかし、私たちは風邪を引いて、数日間高熱にうなされたとしても、1週間も経てば元気になるでしょう。これは、外から侵入したウイルスを排除しようとする働きが体内に備わっているからです。

免疫とは、体に侵入してきた異物を排除して、生体を守る働きのことです。体内では、免疫機構によって、ウイルスなどの外部から入ってきた異物やがん細胞、老化細胞など体内の異物も排除し、自分の体を守っています。

そのため、免疫力が高ければ、ウイルス感染などを防ぐことができます。また、がん細胞や老化細胞を排除し、健康を維持することができます。しかし一方で、免疫のバランスがくずれると、アトピーやぜんそく、花粉症などアレルギー性疾患や関節リウマチなどの自己免疫疾患も引き起こすことがあります。（39頁参照）

ここを腸Check!

- □ 免疫力が高いと感染予防できる
- □ 免疫力が高いとがんやうつ病の発生を抑える
- □ 免疫のバランスが崩れると自己免疫疾患になることも

免疫力が高いと……？

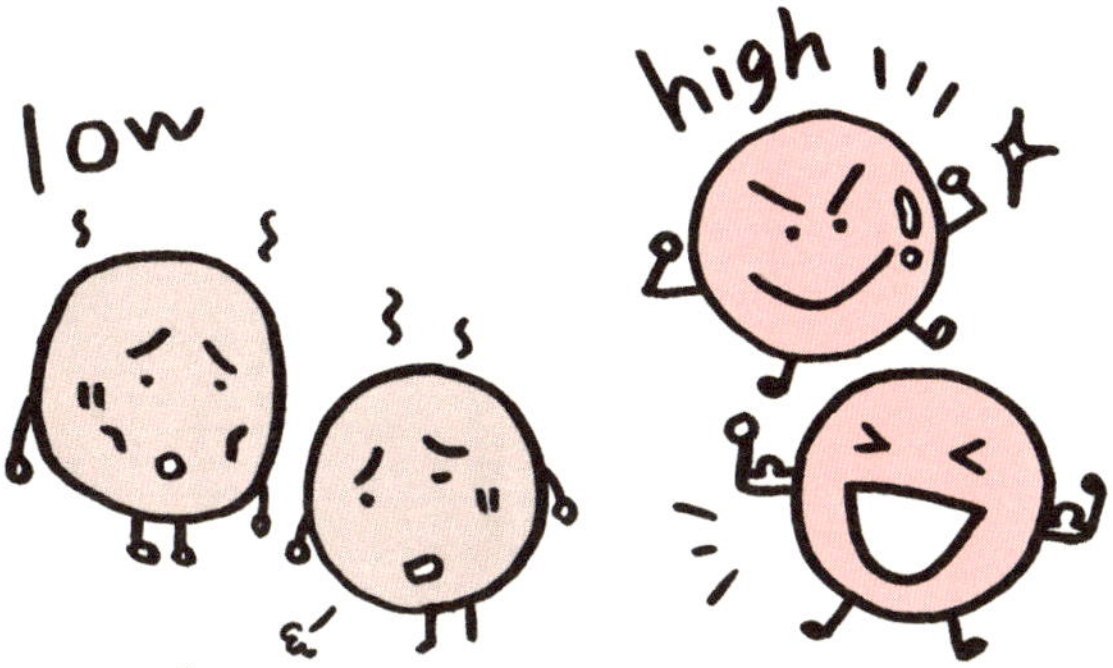

免疫力が弱いと

- アレルギー性疾患の発生
- 自己免疫疾患の発生
- 風邪にかかりやすくなる

免疫力が高いと

- がんの発生を抑える
- うつ病など心の病気を予防
- 風邪にかかりにくくなる

腸の基本

免疫力アップのカギは腸にあり

前頁でも述べたようにウイルスや細菌などの病原体が体内に入るのを防ぎ、もしも病気にかかってしまっても治そうとする力、それが免疫力です。この免疫細胞が多く存在する場所が腸だということを知っていますか。

驚くことに免疫系細胞70パーセントが腸でつくられ、多くが大腸粘膜に集中しています。私たちの体は、口・食道・胃・腸へと続くチューブのような構造になっていることから、腸には食べ物だけでなく病原体も入ってきてしまいます。そういった**外敵の侵入を食い止めるためにも、腸が最大の免疫器官となっているのです。**免疫力を高めるためには、免疫細胞を活性化する腸内細菌を増やすことがポイント。おすすめは、腸内細菌のエサとなる植物性食品や腸内細菌を増やす発酵食品などをたくさん摂ることです。

また、免疫細胞の残りの30パーセントは心の影響を受けて活性します。毎日を楽しく過ごすと、交感神経と副交感神経のバランスが取れ、免疫力がアップします。つまり、腸内細菌のバランスを整えて笑顔でいれば、病気を予防して健康でいられるのです。

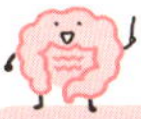

ここを腸Check!

- □ 病気にかかってしまっても治そうとする力が免疫力
- □ 副交感神経と交感神経のバランスも免疫力アップのカギ
- □ 腸内細菌のエサとなるものを食べる

免疫の役割

感染防衛	病原体から守り、感染を防止する。
健康維持	病気になりにくい体づくり。疲労回復。
老化予防	新陳代謝を活発にして細胞の老化を防ぐ。

●免疫力の内訳

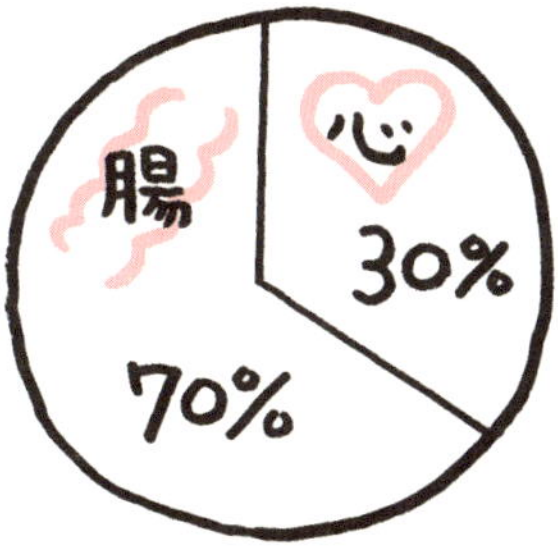

●腸の免疫力を高める食品

- 穀類、野菜類、豆類、果物類などの植物性食品
- 納豆、ヨーグルト、キムチなどの発酵食品
- 食物繊維、オリゴ糖、糖アルコール類を含む食品

NG

保存料などの食品添加物の入った食品

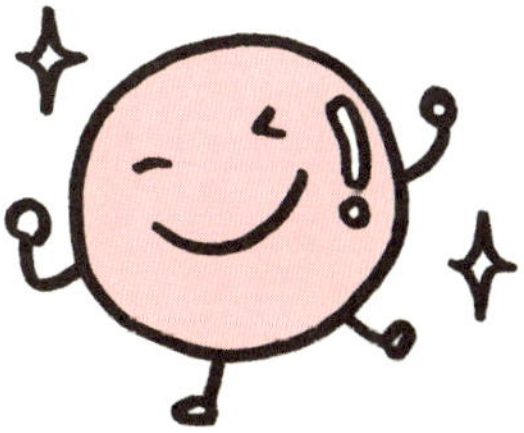

腸の基本

がんに打ち勝つ免疫細胞をつくる

免疫系細胞の多くと腸が関係していることは前頁でもふれましたが、腸にはヒトの生命維持に関わる免疫機構を担う細胞のほとんどが分布しています。

腸は、食べ物に含まれる栄養素を吸収する役割がありますが、一方で細菌やウイルスに感染しないように不要なものを糞便として排泄するという、重要な役割を担っています。腸の粘膜の表面積は全身の皮膚の約２００倍ともいわれていて、ここの粘膜にたくさんの免疫細胞が分布しています。

腸の粘膜には「パイエル板」というリンパ組織があり、リンパ球（免疫細胞）が分布しています。リンパ球は有害物質を撃退し体内に吸収させないようにします。また有害物質等の異物を撃退するだけでなく、体内にできたがん細胞に対しても免疫力を発揮します。もともと**ヒトの体はがん細胞への免疫力は強くはないのですが、パイエル板の免疫細胞はがん細胞を撃退する力があるといわれています。**

このように、腸は免疫細胞がびっしりと詰まった、体内で最大の免疫臓器なのです。

ここを腸Check!

- ☐ 免疫機構のほとんどが腸で行われる！
- ☐ パイエル板というリンパ小節には免疫細胞がいっぱい！
- ☐ パイエル板の免疫細胞はがん細胞も撃退

がん細胞に勝つパイエル板の仕組み

薄い粘膜に覆われているドームの中にパイエル板が隠れている

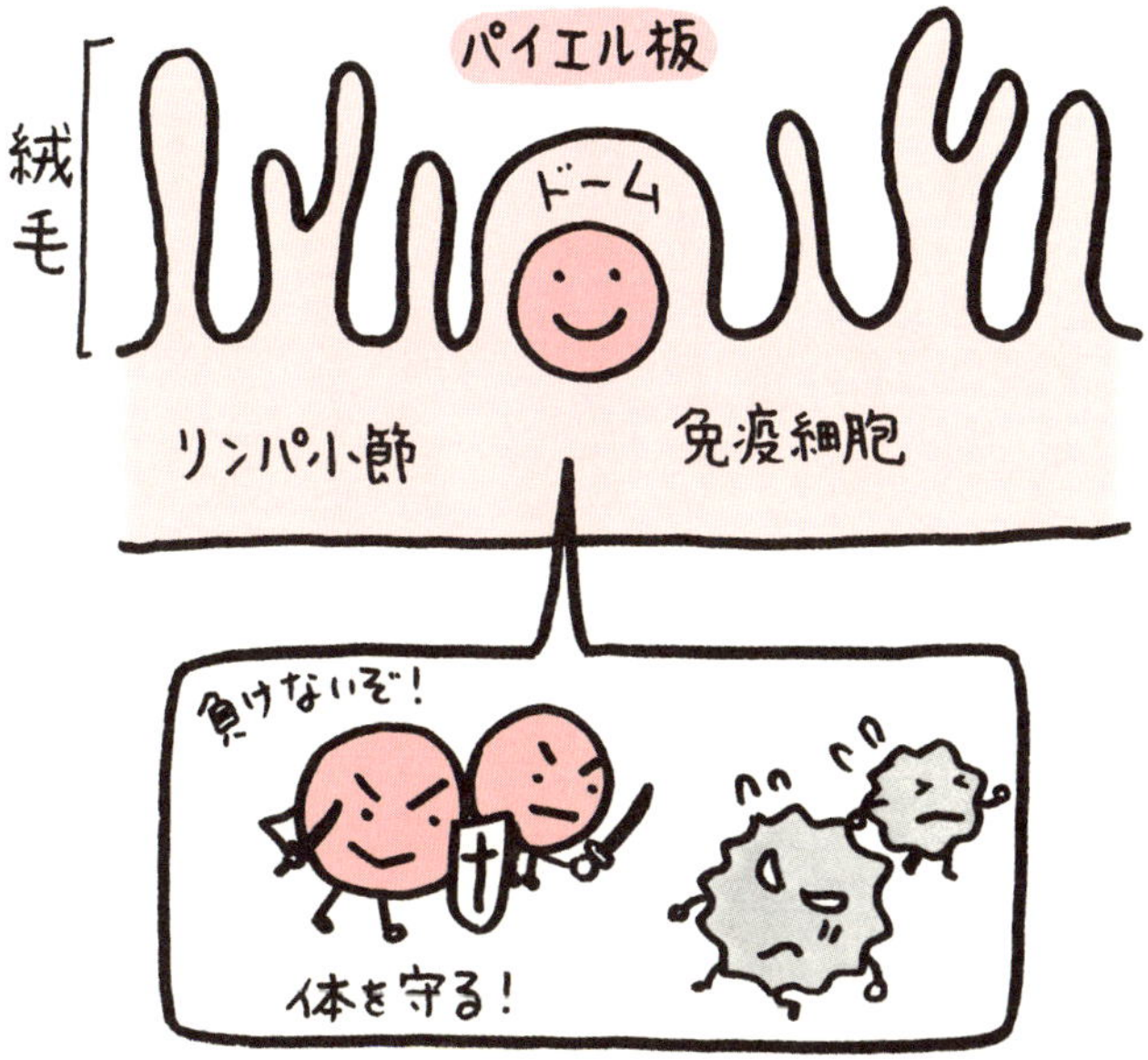

パイエル板
絨毛
ドーム
リンパ小節
免疫細胞
負けないぞ！
体を守る！

ドームの中には粘膜に付着した有害物質と戦うための組織が隠れています。

腸最大の免疫組織パイエル板

腸にはパイエル板というリンパ組織があることは既に解説しました（30頁参照）。腸管の中は絨毛《じゅうもう》でびっしりと覆われていて、小腸の柔毛の間にあるリンパ組織があります。これがパイエル板です。では、パイエル板は具体的にどのようにして異物を排除しているのでしょうか。

このパイエル板の一番外側にはM細胞という特殊な細胞があります。**細菌やウイルスなどの異物が体内に侵入すると、M細胞はこれらの異物を細胞内に取り込みます。**殺菌酵素などは持たないため、取り込んだ異物をマクロファージなどに引き渡し、T細胞に抗原を知らせます。T細胞はB細胞を刺激し、「IgA抗体」がつくられます。このIgA抗体によって、異物の粘膜への付着が阻害されます。

つまりパイエル板のM細胞は、口や鼻から入ってくる病原菌やウイルスに対して、自らが窓口のひとつとなり、いち早く情報を入手し、免疫機構を整えるのです。このように、腸最大の免疫組織であるパイエル板は、とても重要な役割を担っています。

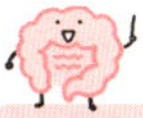

ここを腸Check!

- □ 腸管は絨毛で覆われていて、絨毛の間に免疫細胞がいる
- □ パイエル板の外側にあるM細胞が異物をキャッチする！
- □ M細胞が免疫機構を整える重要なはたらきをする

パイエル板の免疫の仕組み

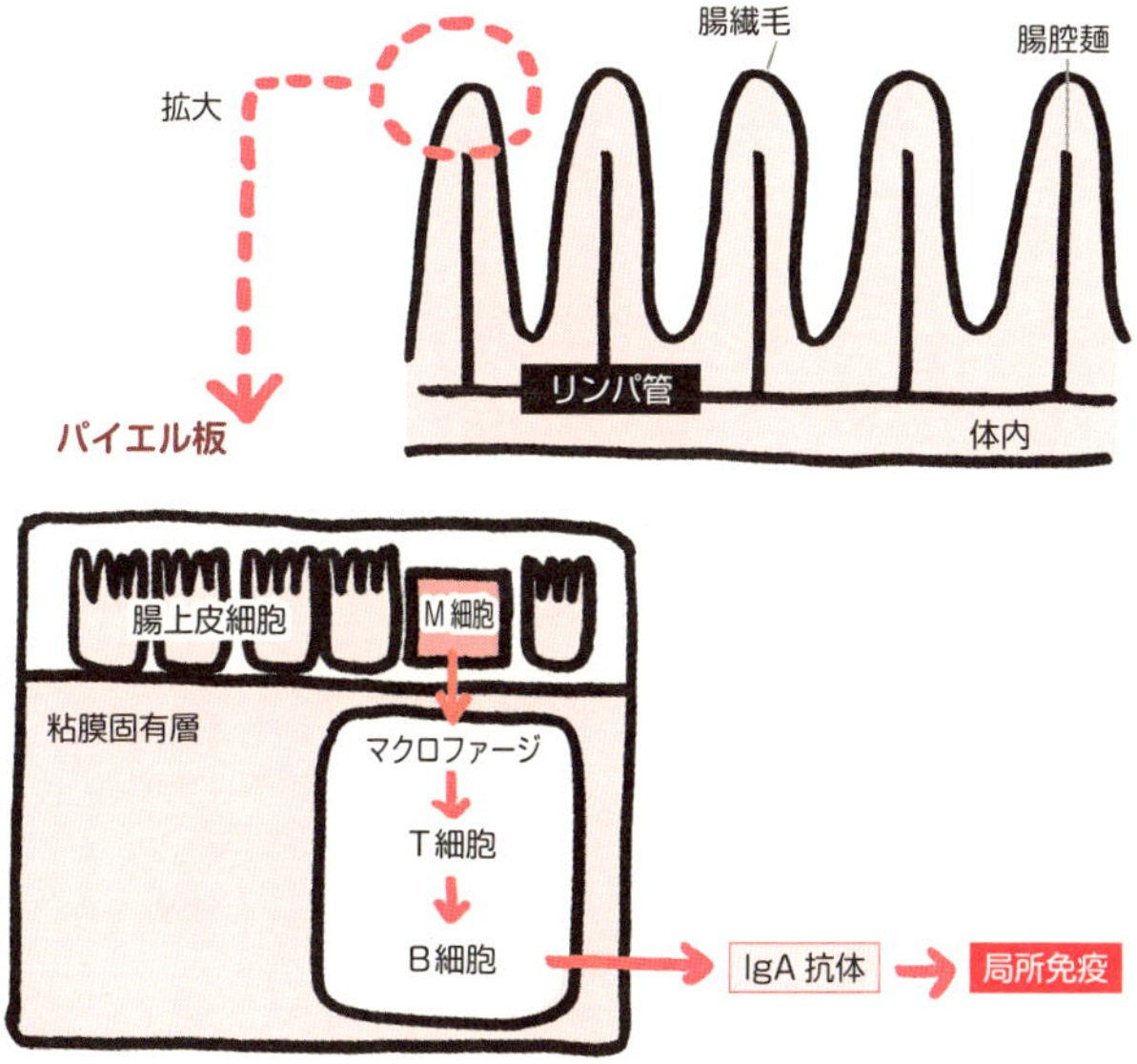

M細胞がキャッチした異物はマイクロファージ、T細胞、B細胞と順にチェックされていきます。

腸の基本

ＮＫ細胞は体内の警護部隊

免疫には自然免疫系と獲得免疫系の２つがあります。自然免疫とは生まれながらに生体に備わっている免疫のことで、獲得免疫とはさまざまな抗原に感染することで身につく免疫のことです。通常、自然免疫系が働きますが、これで防御できなくなると獲得免疫系が働きます。ここでは自然免疫系について詳しく見てみましょう。

私たち人類がこの地球上で生き延びてきたのは、ウイルスや細菌への防御システム、つまり自然免疫系が機能してきたからです。**自然免疫系で活躍するのが免疫細胞であるＮＫ（ナチュラル・キラー）細胞です。**ＮＫ細胞は常に体中をパトロールしていて、体内に異常物質が入ると直ちに認識して攻撃します。人間の体内では日々３千〜５千個のがん細胞がつくられるといわれていますが、ＮＫ細胞はがん細胞などにも強い攻撃力があり、いち早く見つけて破壊します。現代社会では菌を排除する社会をつくり上げてしまいましたが、それも私たち人間の自然免疫力を低下させた１つの要因となっているのでしょう。かつての生活の方がＮＫ細胞を活性できていたかもしれません。

ここを腸Check!

- □ NK 細胞という免疫細胞が異物を撃退する
- □ NK 細胞はがん細胞も撃退し破壊する！
- □ NK 細胞は自然免疫系の援護部隊

現代社会では自然免疫力が低下しやすい

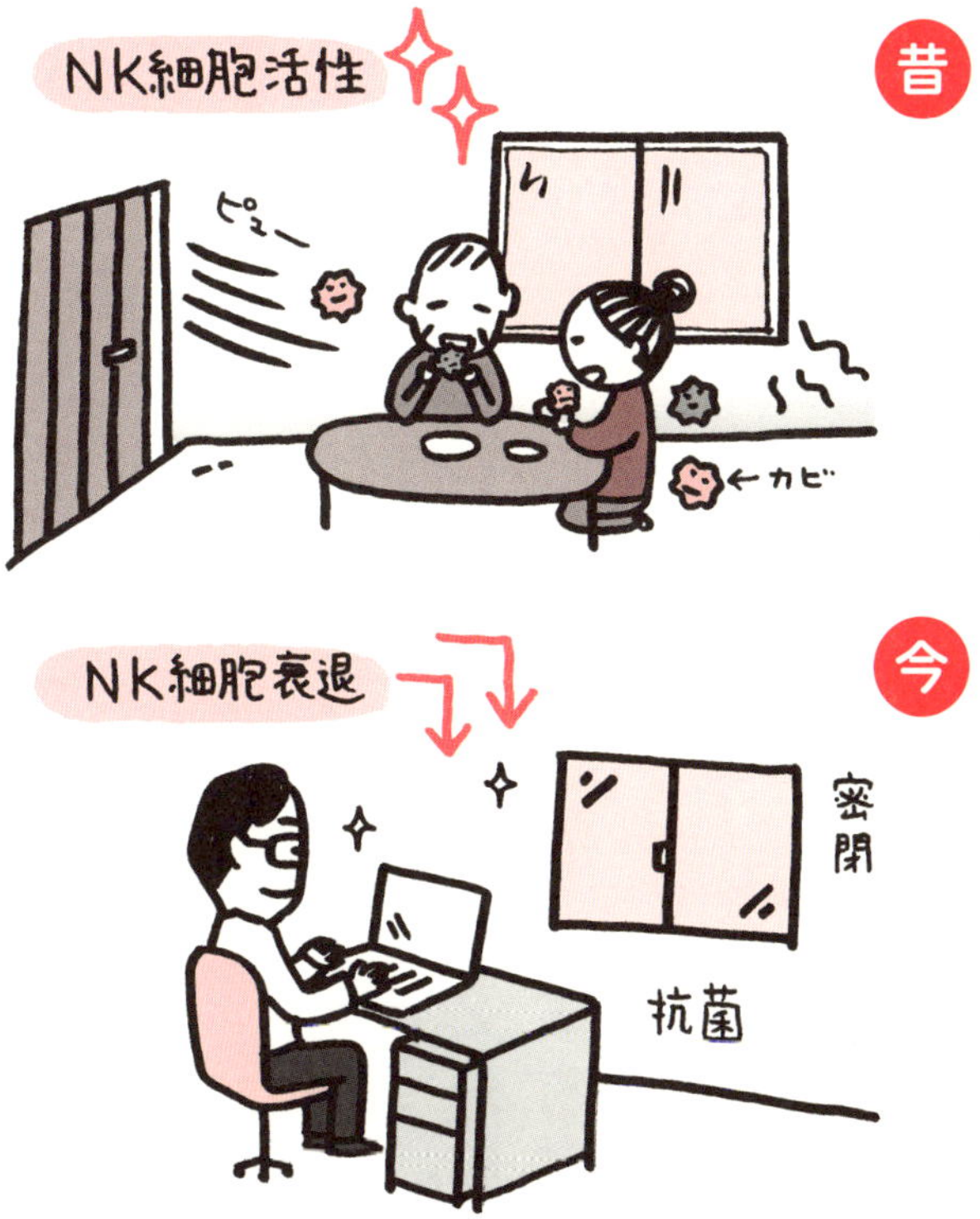
昔
NK細胞活性
ピュー
←カビ
今
NK細胞衰退
密閉
抗菌

ヒトがつくり出したアレルギー疾患

免疫のバランスがくずれるとアレルギーなどの症状を引き起こします。アトピー性皮膚炎、気管支ぜんそく、花粉症などがありますが、こうしたアレルギー疾患は１９８０年以降とても増えていて、現代社会の文明病の1つになっています。

現代では3人に1人がなんらかのアレルギー症状があり、とくに子どもや都心部に多いことがわかっています。また国立成育医療センターの調査によると、アレルギー体質の日本人は１９７０年代以降に生まれた人に多く、都心部では9割以上の人がアレルギー体質になってしまうということです。

昔はなかったアレルギー疾患は、なぜこんなにも増えたのでしょうか？　食生活や環境の変化、ストレス社会などさまざまな要因が考えられるでしょう。しかし私は、ウイルスや細菌・寄生虫などの微生物を寄せつけまいとする現代の「キレイ社会」が、アレルギー疾患を増やした大きな要因だと考えています。**清潔でクリーンな社会は、これまで人間と共存してきた微生物を排除し、日本人の免疫力を低下させてしまった**のだと思うのです。

ここを腸Check!

- □ 現代社会では３人に１人がアレルギー症状がある
- □ キレイ社会が日本人の免疫力を低下させた！
- □ 免疫力の低下がアレルギー疾患増加に影響している

現代人に増加するアレルギー疾患

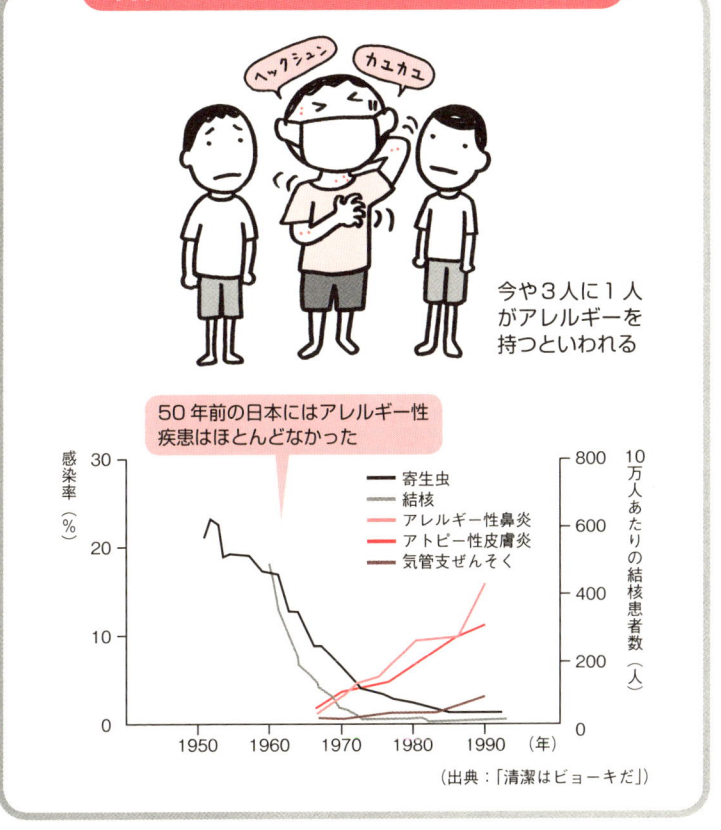

今や３人に１人がアレルギーを持つといわれる

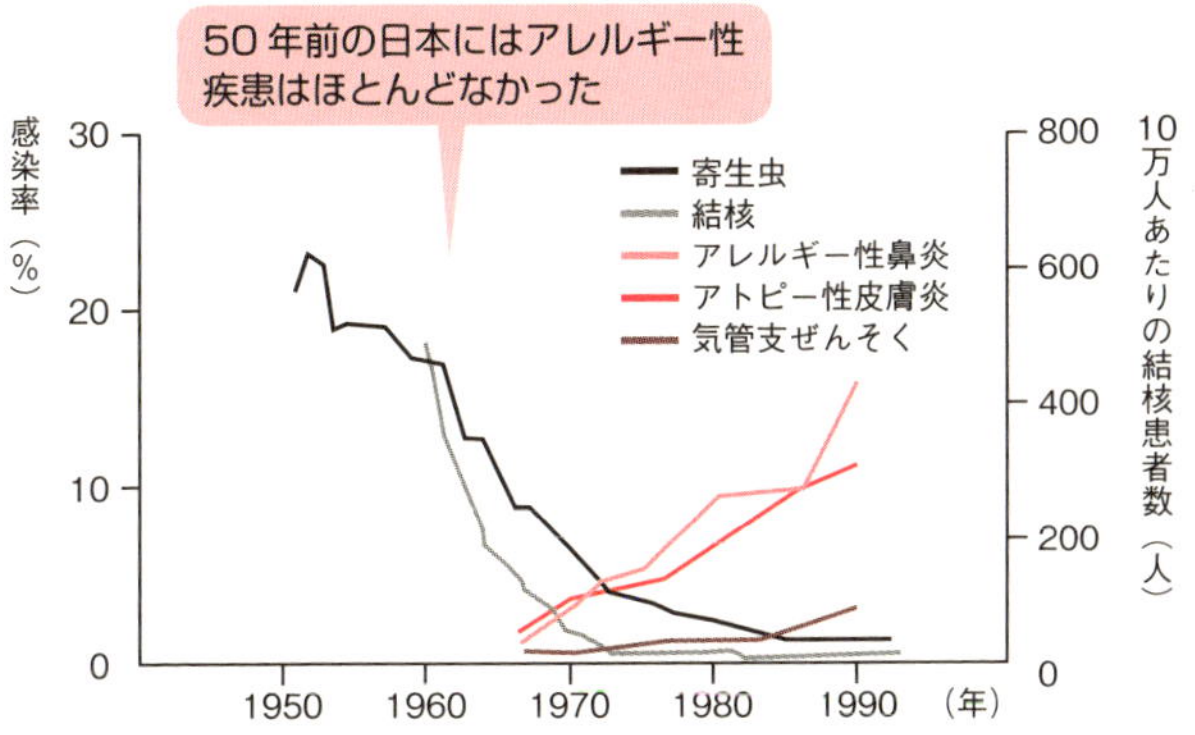

（出典：「清潔はビョーキだ」）

腸の基本

寄生虫がアレルギーを抑える

インドネシアのカリマンタン島の子どもたちは、糞便が流れる汚い川で遊んでいるのに、アトピー性皮膚炎やぜんそくなどにかかる子どもがいません。これは、私が45年間、毎年のように子どもたちの健康状態を観察していて気づいたことです。

なぜなのかを調べたところ、カリマンタン島の子どもたちはそのほとんどが回虫などの寄生虫に感染していました。実際、アレルギーという言葉に馴染みの薄かった時代、つまり私が小学生の頃は、クラスの子どもたちは全員回虫にかかっていました。また、日光の杉並木は17世紀頃からあったのに、当時は花粉症にかかっている人はほとんどいませんでした。そこで、回虫がアレルギー反応を抑えているのではないか？　という仮説に行きついたのです。私は寄生虫からアレルギーを抑える物質を取り出す実験を行いました。5年以上にわたって実験を重ねた結果、寄生虫からアレルギーを抑える物質を取り出すことに成功し、**この物質を「ＤｉＡｇ」と名づけました。その物質は寄生虫の分泌・排泄液に含まれるタンパク質でした。**

ここを腸Check!

- ☐ 回虫などの寄生虫がアレルギー反応を抑える！
- ☐ 寄生虫に含まれるアレルギーを抑える物質DiAg
- ☐ DiAgは寄生虫の分泌・排泄液に含まれるタンパク質。

アレルギー反応を抑える「DiAg」

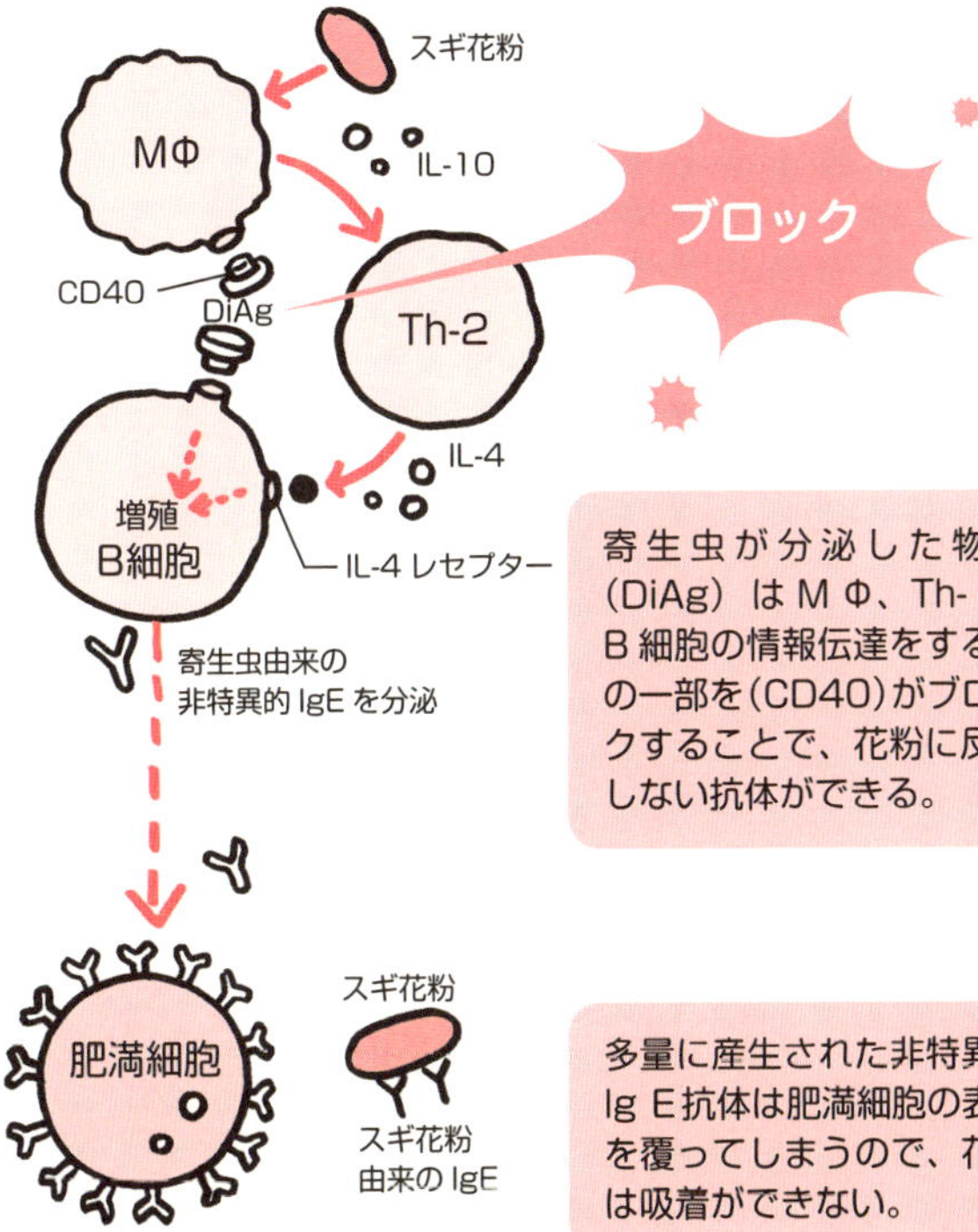

寄生虫が分泌した物質（DiAg）はＭΦ、Th-２、Ｂ細胞の情報伝達をする道の一部を（CD40）がブロックすることで、花粉に反応しない抗体ができる。

多量に産生された非特異的Ig Ｅ抗体は肥満細胞の表面を覆ってしまうので、花粉は吸着ができない。

腸の基本

幸せ物質は腸でつくられる？

近年うつ病がとても増えていますが、免疫力アップにひと役買う腸は、うつ病の改善にも大きく関係があると私は考えています。

実際、セロトニンという神経伝達物質が不足すると感情が不安定になり、うつ病になりやすいという報告があります。この幸せを伝えるセロトニンはなんと約9割が腸でつくられ、貯蔵されていることがわかってきています。

セロトニンは肉や卵などの食べ物のタンパク質から摂取することができます。では肉を食べていれば良いわけではありません。単に肉類を食べても腸内細菌がいなければ、意味がないのです。口から入った肉などのタンパク質は体内で消化・吸収されますが、セロトニンの前駆体（セロトニンになる前の物質）でなければ脳まで届きません。腸内細菌は、アミノ酸を分解してセロトニンの前駆体をつくり、脳まで送るという重要な働きをしているのです。腸という消化管は食べ物を消化するだけでなく、人間の感情までもコントロールする重要な物質のほとんどをつくっているのです。

ここを腸Check!

- □ 腸内細菌を増えると免疫力が高まる
- □ セロトニンが不足するとうつ病になりやすい
- □ セロトニンの約９割が腸でつくられている！

腸でセロトニンが生成される

幸せ物質・セロトニンはその95%が腸でつくられていて、腸内細菌のはたらきのおかげで脳にも作用する

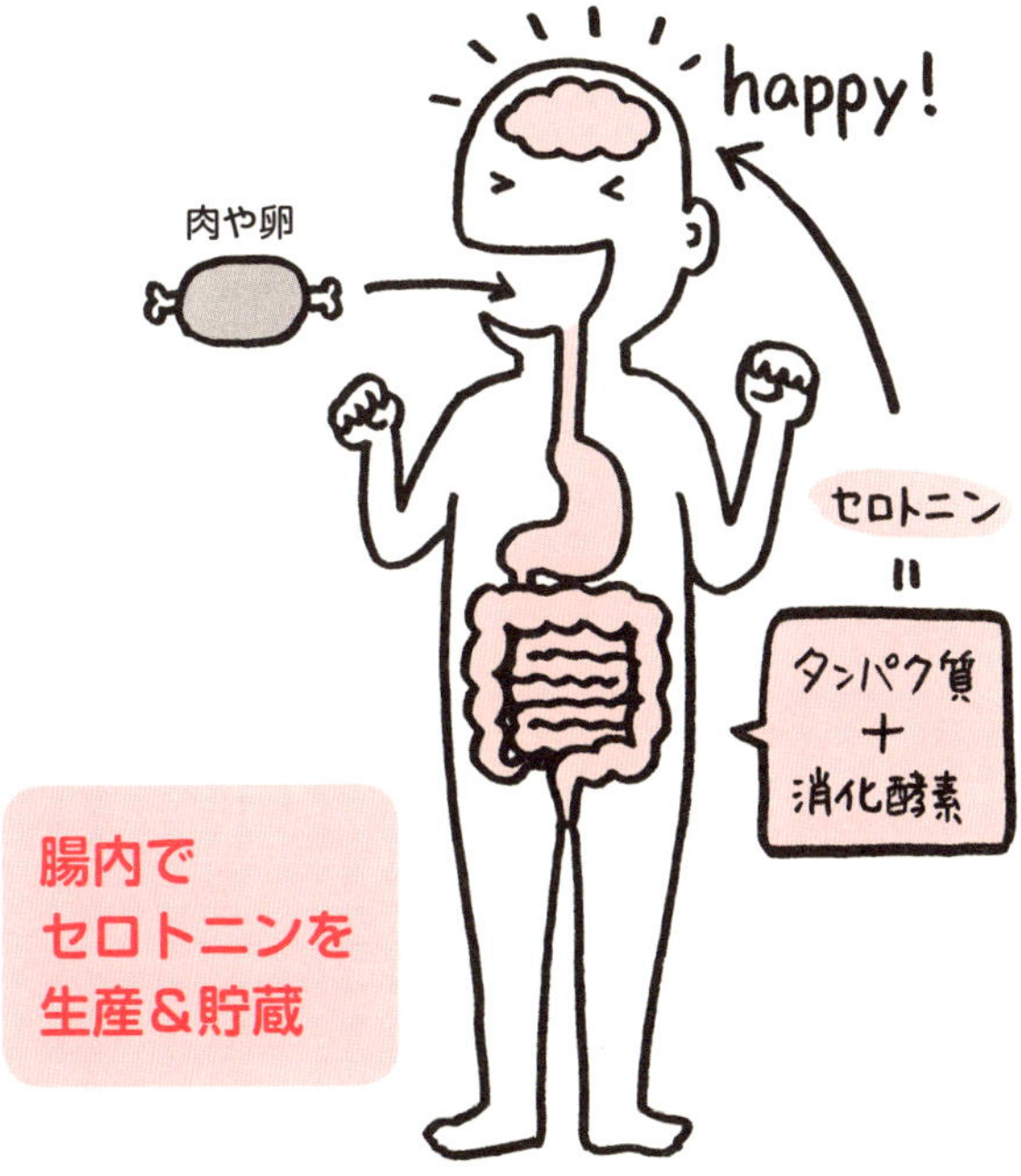

腸の
基本

腸内細菌が脳の発達を促す？

腸内細菌は免疫機構において重要な役割を果たすだけでなく、脳の発達にも関わっているということがわかってきています。

スウェーデンのカロリンスカ研究所とシンガポールのジェノーム研究所の研究チームは次のような実験を行いました。まず、腸内細菌を持つマウスと腸内細菌を持たないマウスの成長を観察しました。すると、前者はそのまま成長しましたが、後者は攻撃的な行動をとることが観察されました。

次に、腸内細菌を持たないマウスに、成長初期と成熟後に腸内細菌を注入し、その成長を観察する実験を行いました。すると、成長初期に腸内細菌を注入したマウスはふつうのマウスと同じような行動をとったのに対し、成熟後に腸内細菌を注入したマウスは攻撃的な行動をとることが観察されました。

これらの研究から、**腸内細菌は感情に関わるセロトニンの物質の分泌と関係があり、さらに腸内細菌が脳の初期の発達に影響を与えていること**が考えられると発表しています。

ここを腸Check!

- □ 腸内細菌はセロトニンの分泌と関係がある
- □ 腸内細菌は脳の初期の発達に影響を与える！
- □ 腸内細菌が脳の発達を促しているのかも

腸と心の免疫の関係性

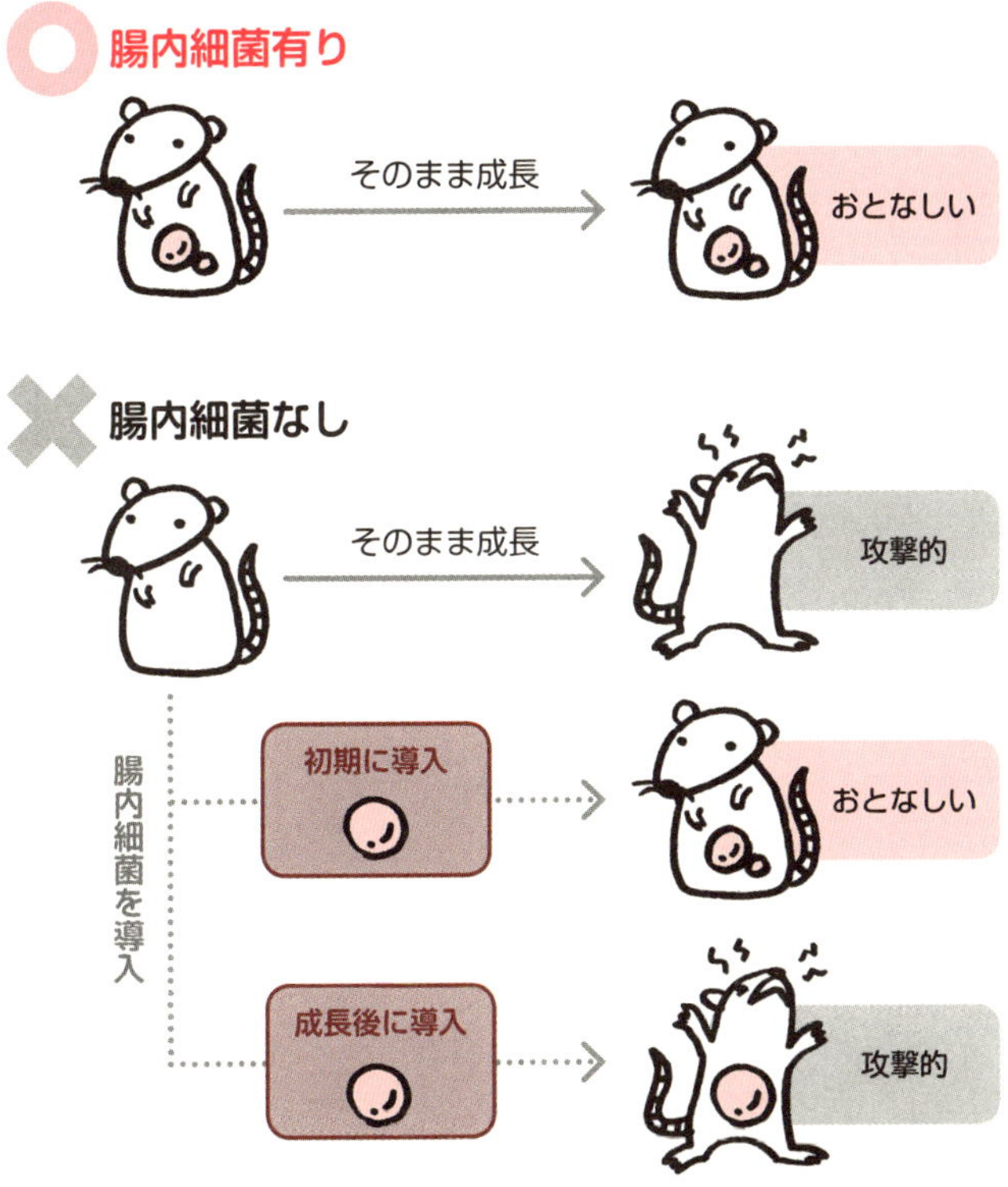

腸の基本

腸内細菌がいるから生きられる

例えばパンダは笹を食べますが笹を分解する酵素を自分では持っていません。では誰が持っているのでしょう？　笹を消化する酵素は、パンダの腸にいる腸内細菌が持っています。コアラも、ユーカリを無毒化する酵素は腸内細菌が持っています。同じようにヒトも、腸内細菌がいるから、生きることができるのです。

多くの哺乳類は生まれてくる前、つまり胎内では無菌状態です。だから生後すぐの赤ちゃんは免疫力がとても低いのです。しかしひとたび生まれてくると、さまざまな菌がそこら中にたくさんいるので、これらを撃退する体をつくらなければいけません。赤ちゃんはいろんなものをすぐに舐めようとしますが、舐めることでさまざまな菌を体内に取り込み、大腸菌などの腸内細菌が急激に増え、免疫機構が発達します。

生後すぐにアトピー性皮膚炎になる赤ちゃんには、腸内細菌が少ないことがわかっています。腸内細菌が少ないと、アトピー性皮膚炎という病気に抵抗することもできません。

ヒトはパンダやコアラなどの動物と同じように、腸内細菌がいないと生きられないのです。

ここを腸Check!

- □ 腸内細菌がいないとヒトは生きられない！
- □ アトピーになる赤ちゃんには腸内細菌が少ない！
- □ 動物だって腸内細菌が重要な働きを担っている

子どもの腸内細菌は母親の腸内細菌に似る

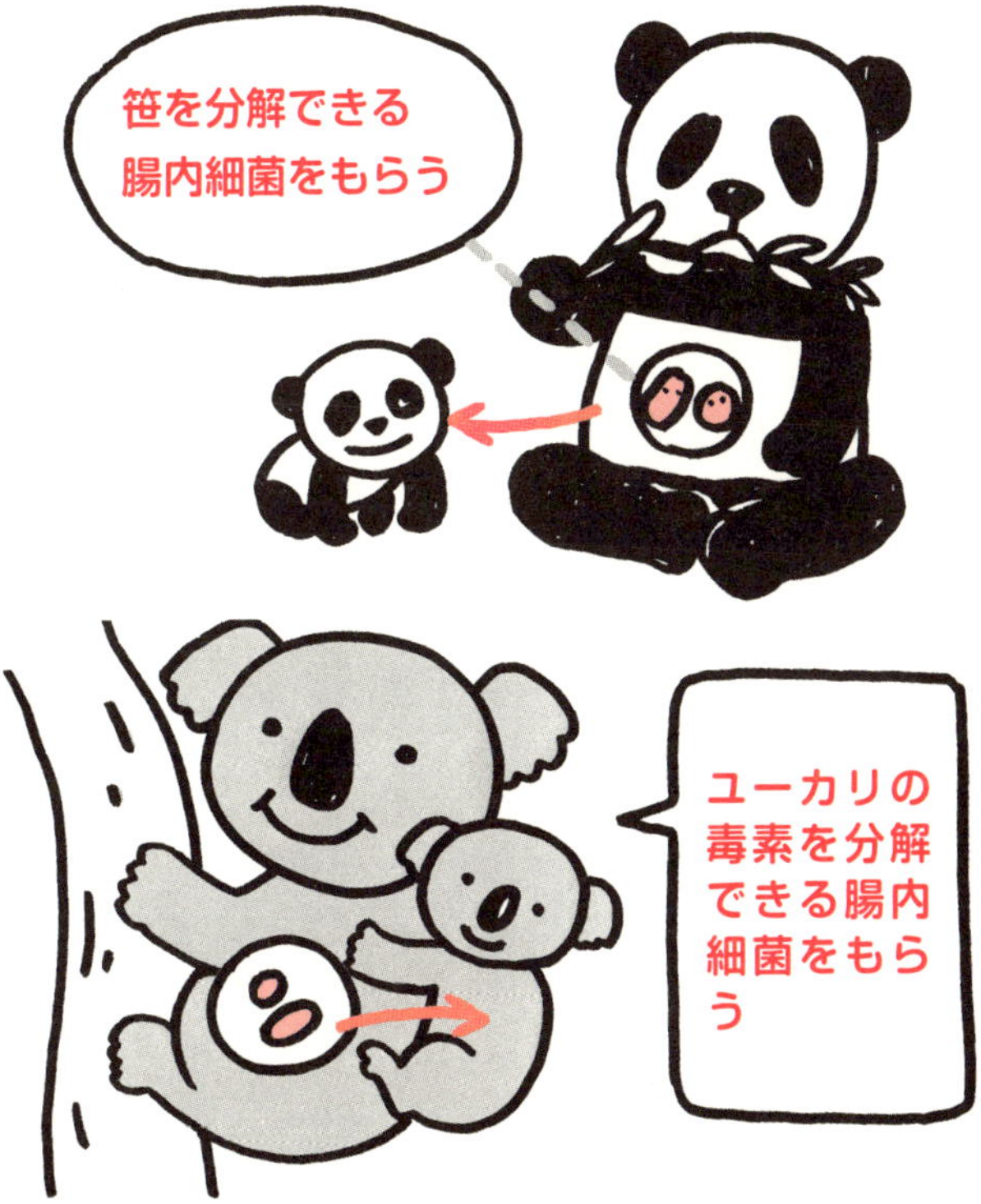
笹を分解できる
腸内細菌をもらう
ユーカリの
毒素を分解
できる腸内
細菌をもら
う

腸の
基本

大腸内に生息する細菌の重さは約1・5キロ！

ヒトの腸には実に多様な細菌が分布していて、複雑な腸内細菌叢《きんそう》（細菌の集合体）をつくっています。その種類は成人で約1千種類以上、1千兆個以上の細菌が常在しています。人間の細胞の数が約60兆個といわれているので、それを優に越えるこの数を見れば、腸内細菌がいかに多いかがわかるでしょう。また、これらの細菌の重さは約1・5キログラムにも達するといわれています。

腸内細菌は、部位によってもその数に差があります。とくに多く分布しているのは、小腸の下部から大腸や直腸で、腸内細菌には、大腸菌、バクテロイデス、連鎖球菌、ビフィズス菌、乳酸菌などさまざまな細菌がいます。これらの細菌が、免疫機能を動かし、私たち人間の生命を維持しているのです。また、人間が毎日排泄する糞便にも細菌が分布しています。その数は、糞便1グラムあたりに約1兆個といわれています。

腸内細菌の数はストレスが大きく影響していて、ストレスが加わると減少することがわかっています。これについては後ほど述べていきましょう。

ここを腸Check!

- □ 腸内細菌の重さは約 1.5kg もある！
- □ 腸内細菌は小腸〜大腸、直腸に多い
- □ 腸内細菌の数はストレスがあると減少する

腸内細菌の数と重さ

成人の大人
But
ストレスが加わると腸内細菌減少
1.5kg
女性
2.0kg
男性

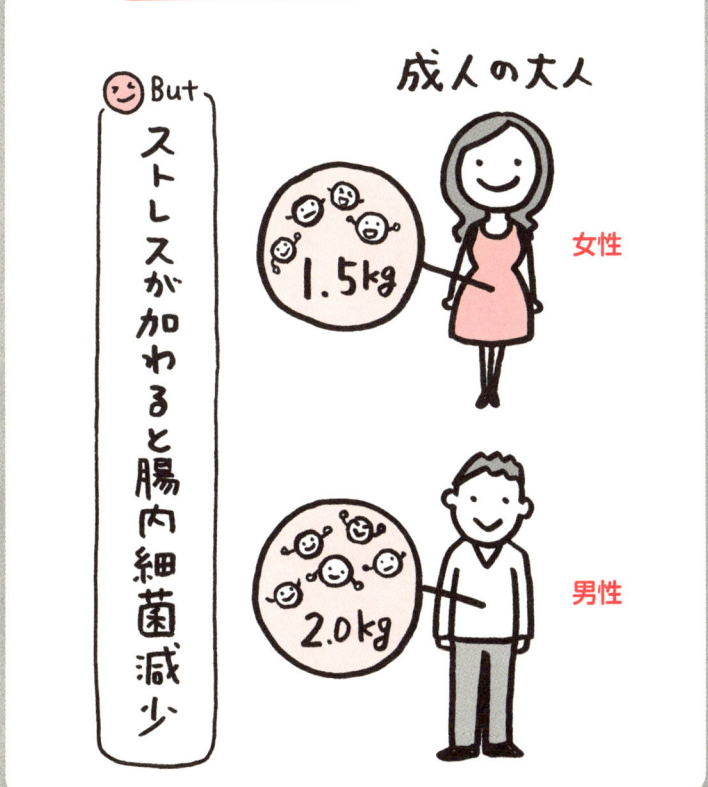

腸の基本

体を内側から健康にする腸のお花畑

腸管は約6～10メートルもの長さがあります。腸の粘膜はヒダになっているため表面積がとても広く、テニスコート1面分にも相当します。粘膜にはたくさんの腸内細菌が分布していて、とくに**小腸の終わりから大腸にかけてはお花畑のように腸内細菌がいるので、「腸内フローラ」**といわれています。腸内細菌の集合体である腸内フローラは、外から侵入してきた異物を攻撃し、排除します。

腸内フローラを形成する細菌には善玉菌と悪玉菌、日和見菌がいます。善玉菌（ビフィズス菌や乳酸菌など）は腸内環境を整え、悪玉菌（大腸菌やウェルシュ菌など）は体に悪い影響を与えます。ほとんどは日和見菌で免疫が低下すると悪玉菌に見方して悪さを働きます。ここでひとつ大切なのは、体内に悪玉菌はいなければ良いというわけではなく、善玉菌が働くためには悪玉菌が必要であるということです。もちろん、悪玉菌が増え過ぎると、便秘になったり免疫力が低下するなどの悪さをします。しかし悪玉菌が適度にいることで腸内環境は保たれているのです。このバランスが大切なのです。

ここを腸Check!

- □ 腸内細菌の集合体を腸内フローラという
- □ 腸内細菌には善玉菌、悪玉菌、日和見菌がいる
- □ 悪玉菌が適度にいることで腸内環境は整う！

善玉菌、悪玉菌、日和見菌とは？

	善玉菌	悪玉菌	日和見菌
代表する菌	ビフィドバクテリウム ストレプトコッカス エンテロコッカス ラクトバチルス	大腸菌 ウェルシュ菌 バクテロイデス ユウバクテリウム	無毒性悪玉菌 連鎖球菌
体への影響	免疫力を高める 感染防御 消化吸収の援助 ビタミン合成 腸管運動を促進	細菌毒素・発がん性物質を生産 腸内腐敗・糞便・ガスの形成	悪玉菌が優勢になると悪玉菌に加勢する
菌の好物	食物繊維・菌などが大好物	肉類が大好物	発酵食品などの土壌菌

腸の基本

腸内細菌のエサを食べよう

腸内環境を整えるには、腸の中に棲む腸内細菌の善玉菌と悪玉菌のバランスを保つことが大切です。悪玉菌が増えるとバランスがくずれますので、私たち人間は善玉菌のエサとなる食べ物を摂取しなければいけません。善玉菌が好むエサでよく知られているのが、食物繊維、オリゴ糖などを含む食べ物です。

食物繊維には水溶性と不溶性のものがあります。水溶性は昆布やワカメ、豆類、果物、不溶性は穀類、野菜、豆類などに多く含まれています。腸内細菌は水溶性のものを好みますが、「不溶性は不要」なのかというとそうではありません。**不溶性は体内で消化されないため糞便の量を増やし、**腸を刺激して蠕動《ぜんどう》運動を活発にし、便通を促進するという重要な働きをします。

オリゴ糖はでんぷんや砂糖、大豆などを原料につくられた糖類です。これらを摂取するとビフィズス菌などの**善玉菌が増え、悪玉菌を減らす役割があります。**他にも、糖アルコール、乳清発酵物を含む食べ物は善玉菌を増やしますので、積極的に摂ると良いでしょう。

ここを腸Check!

- □ 善玉菌と悪玉菌のバランスが大切！
- □ 善玉菌のエサとなるのは食物繊維やオリゴ糖
- □ つまり食物繊維やオリゴ糖を摂ると腸は喜ぶ！

腸と心の免疫の関係性

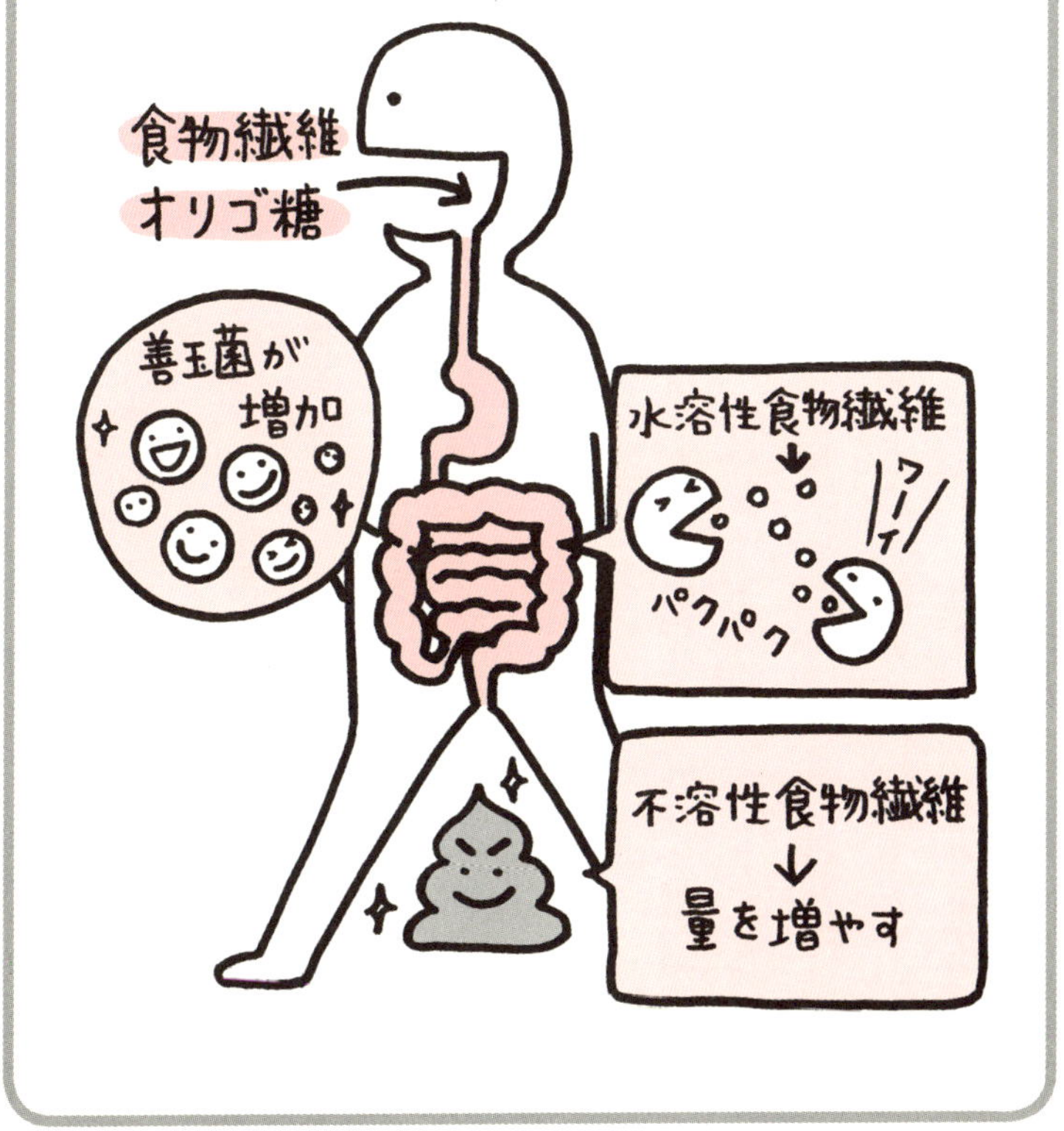

腸の基本

乳酸菌でブタの性格が変化

乳酸菌が体に良いことはよく知られていますが、その役割を立証する興味深い調査があります。中国科学院の金峰教授がブタに乳酸菌を飲ませてその変化を観察する研究を行いました。人間に最も近い動物はサルだといわれますが、実はブタはなんでも食べる雑食動物という意味では、人間とよく似ているのです。実際、ブタの腸内細菌は人間と同じような割合を持っています。

金峰教授の実験によると、ブタに乳酸菌を与えたところ、その性格が驚くほど変化しました。ブタは人間が近づくと激しく騒いだりしますが、**乳酸菌を与えたブタはとても大人しくなったのです。**またさまざまな病気が治り、肉質も良くなったそうです。これは、乳酸菌が、セロトニンなどの神経伝達物質の前駆体を脳に送ったためだと金峰教授は解釈しています。必須アミノ酸であるセロトニンは肉類などの食べ物から摂取できますが、腸内細菌がいないと神経伝達物質の前駆体は合成されません。つまり、腸内細菌が食物繊維をエサに善玉菌を増やしセロトニンを合成して、ブタの性格を変化させたのです。

ここを腸Check!

- □ 乳酸菌を与えたブタは大人しくて健康的
- □ ブタの腸内細菌の割合は人間とよく似ている
- □ セロトニンは腸内細菌がいないと脳まで届かない！

腸内細菌のおかげで性格がかわる

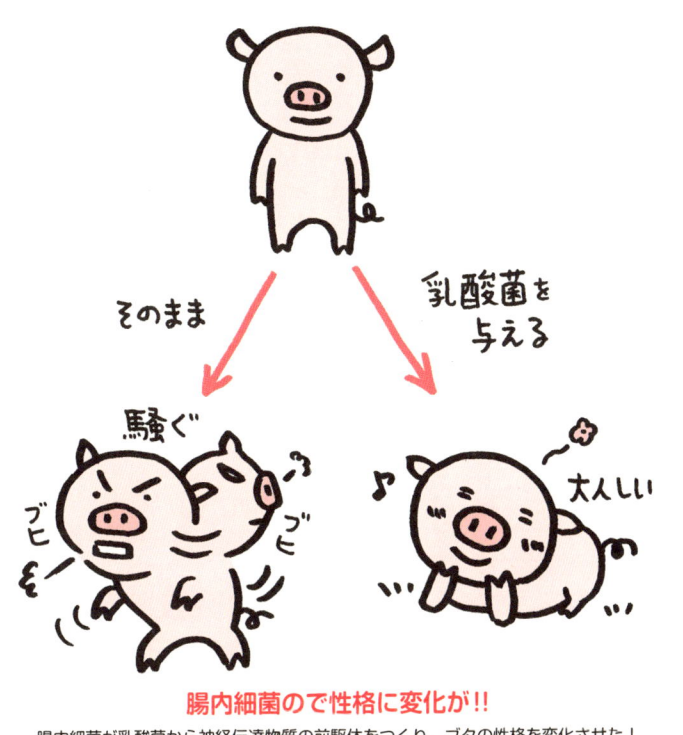

そのまま
乳酸菌を与える
騒ぐ
ブヒ
ブヒ
大人しい

腸内細菌ので性格に変化が!!

腸内細菌が乳酸菌から神経伝達物質の前駆体をつくり、ブタの性格を変化させた！

腸の基本

食べることと免疫との関係

ヒトは免疫機構によって生命維持が保たれています。その免疫の中心的な役割をするのが抗体ですが、全ての動物が抗体を産生できるわけではありません。

脊椎動物の中で最も下等な円口類に属するヤツメウナギやヌタウナギは抗体をつくりませんが、これより上位の脊椎動物は抗体をつくります。この違いには、「食べることの違い」が大きく影響していると考えられています。

ヤツメウナギやヌタウナギには顎がありませんが、それより上位の脊椎動物には顎があります。顎がなければ噛むことができないため食べ物が限定されますが、顎があれば噛むことができるため食べ物の幅が広がります。すると、**食べ物と一緒にさまざまな微生物やウイルスが体内に入ってきます。**それらに負けないように、体内で免疫機構が発達するのです。このように、食と免疫とは深い関係があります。

では、抗体をつくらない動物はなぜ生きられるのかというと、例えばイカやタコなどの軟体動物などには殺菌作用のある体液性因子があり、これが免疫機能を果しています。

ここを腸Check!

- □ 全ての動物が抗体を産生できるわけではない
- □ 顎のある脊椎動物は抗体をつくる！
- □ 食べ物によって体内で発達する免疫機構も異なる！

動物の進化と免疫能

		分類		免疫能
無脊椎動物		海綿動物	カイメン	異物を排除する機能
		腔腸動物	イソギンチャク 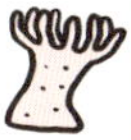	
		環形動物	ミミズ	殺菌作用のある体液性因子
		棘皮動物	ウニ	
		軟体動物	タコ	
		節足動物	昆虫	
脊椎動物	無顎上綱	ヌタウナギ綱	ヤツメウナギ	抗体様物質
	顎口上綱	軟骨魚綱	サメ、エイ	抗体
		両生綱	カエル 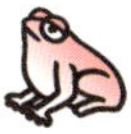	
		爬虫綱	ヘビ 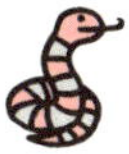	
		哺乳綱	ヒト、ウサギ	
		鳥綱	ニワトリ、ワシ	

腸の
基本

食物繊維を摂らなくなった日本人

日本人の食物繊維の摂取量は戦後どんどん減少しています。しかし、免疫機構を担う腸内細菌は食物繊維をエサとしていますので、食物繊維の摂取量が減った日本人の腸内細菌は減り、免疫力も低下していると考えられます。この腸内細菌の減少が、アトピーなどのアレルギー性疾患やうつ病などの心の病を急増させ、がんの発症率も上げた要因のひとつだと推測することができます。

現在日本では、1日あたりの目安量は、30〜49歳では男性26グラム、女性20グラム、50〜69歳では男性24グラム、女性19グラムとなっています。しかし、実際に日本人で習慣的に19グラムの食物繊維を摂取しているヒトはごく稀です。

日本人の食物繊維摂取量は世界的にも少ない国に属しています。食物繊維摂取量が最も多い国はメキシコですが、その摂取量は日本人の約3倍です。メキシコの自殺率は日本の6分の1以下でとても低いです。このことからも、**食物繊維摂取量はセロトニンの生成量に大きな影響を与えていることがわかるでしょう。**

ここを腸Check!

- □ 日本人の食物繊維摂取量は世界的にも少ない！
- □ 日本人の食物繊維摂取量は戦後半分以下に減少
- □ 食物繊維摂取量が減ると腸内細菌も減って免疫低下！

日本人の食物繊維摂取量の推移

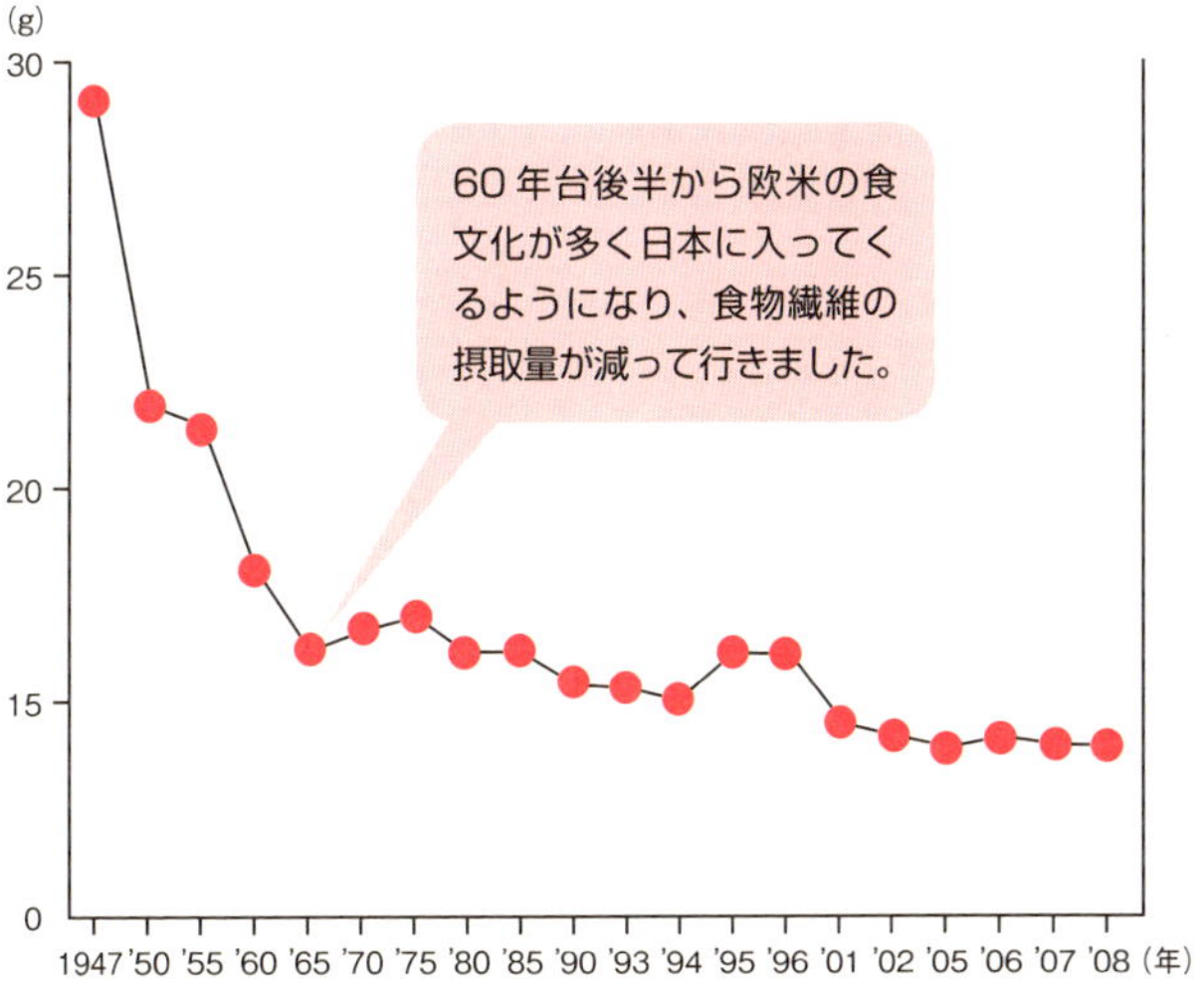

（出典：厚生労働省「国民栄養調査」平成22年度）

厚生労働省が推奨する食物繊維摂取量

女性 18g／日　男性 24g／日

腸内環境を良くする乳酸菌生成エキス

私は、毎日乳酸菌生成エキスを飲んでいます。私が飲んでいる乳酸菌生成エキスは、大豆からつくられているものです。大豆から抽出した豆乳のなかで、16種類の乳酸菌を4種類、4グループに分けて発酵させてあります。そのあと、4つに分けていた乳酸菌を同じ豆乳の中に入れて発酵させてあります。全て同じ豆乳の中に入れることで、乳酸菌が縄張り争いをしながら、物質をつくるのでより強い乳酸菌ができあがっていきます。それから1年間じっくりと豆乳（発酵液）のなかで、乳酸菌を育て乳酸菌が分泌したエキスと乳酸菌を集めていきます。1年も経つと死滅している乳酸菌もありますが、縄張り争いをしながらつくられた乳酸菌の細胞壁は菌体物質とよばれ、これと分泌物が乳酸菌生成エキスとなるのです。

2章

元気な腸

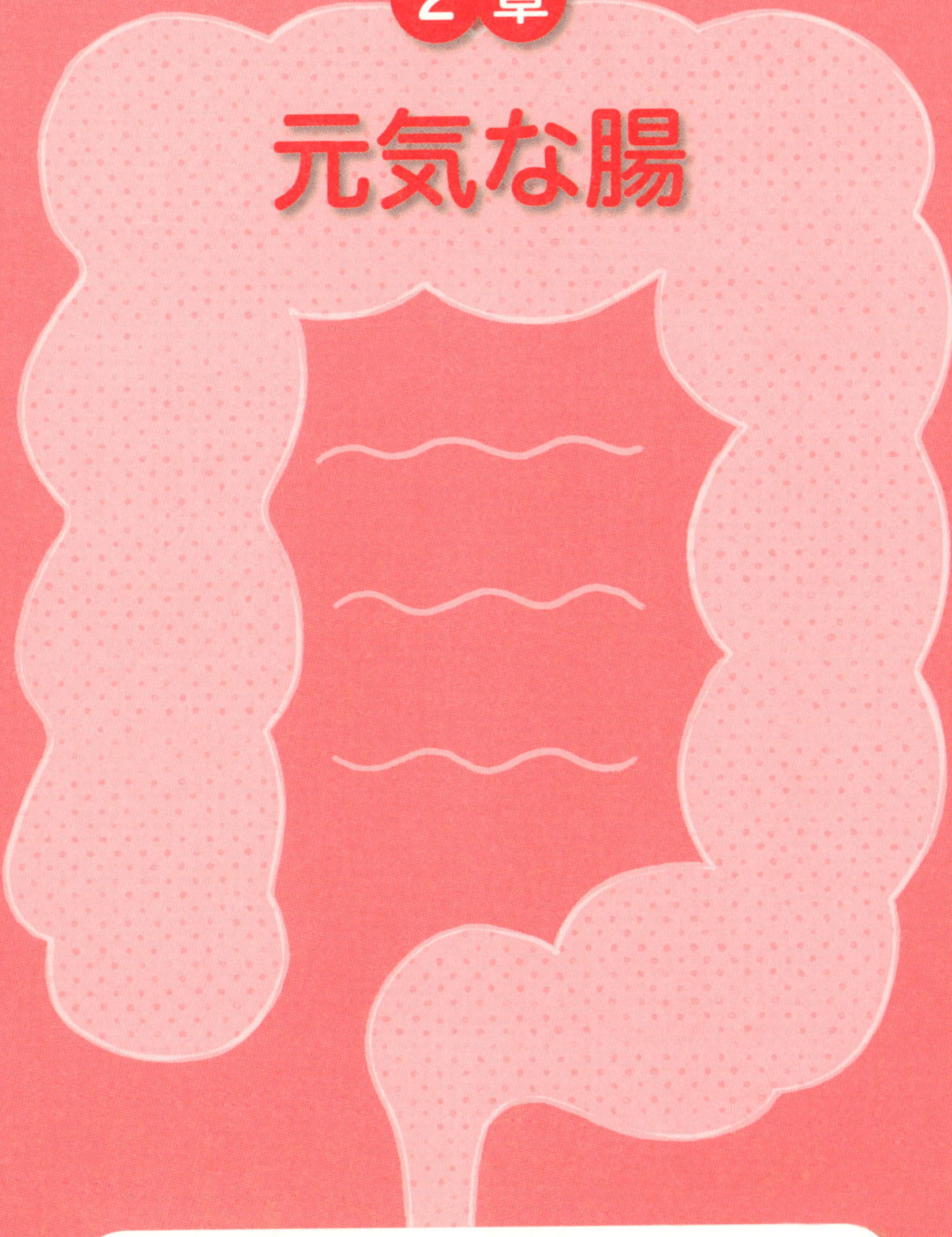

マンガタイトルは　のんきな腸《ちょう》学校

のんきな腸《ちょう》学校

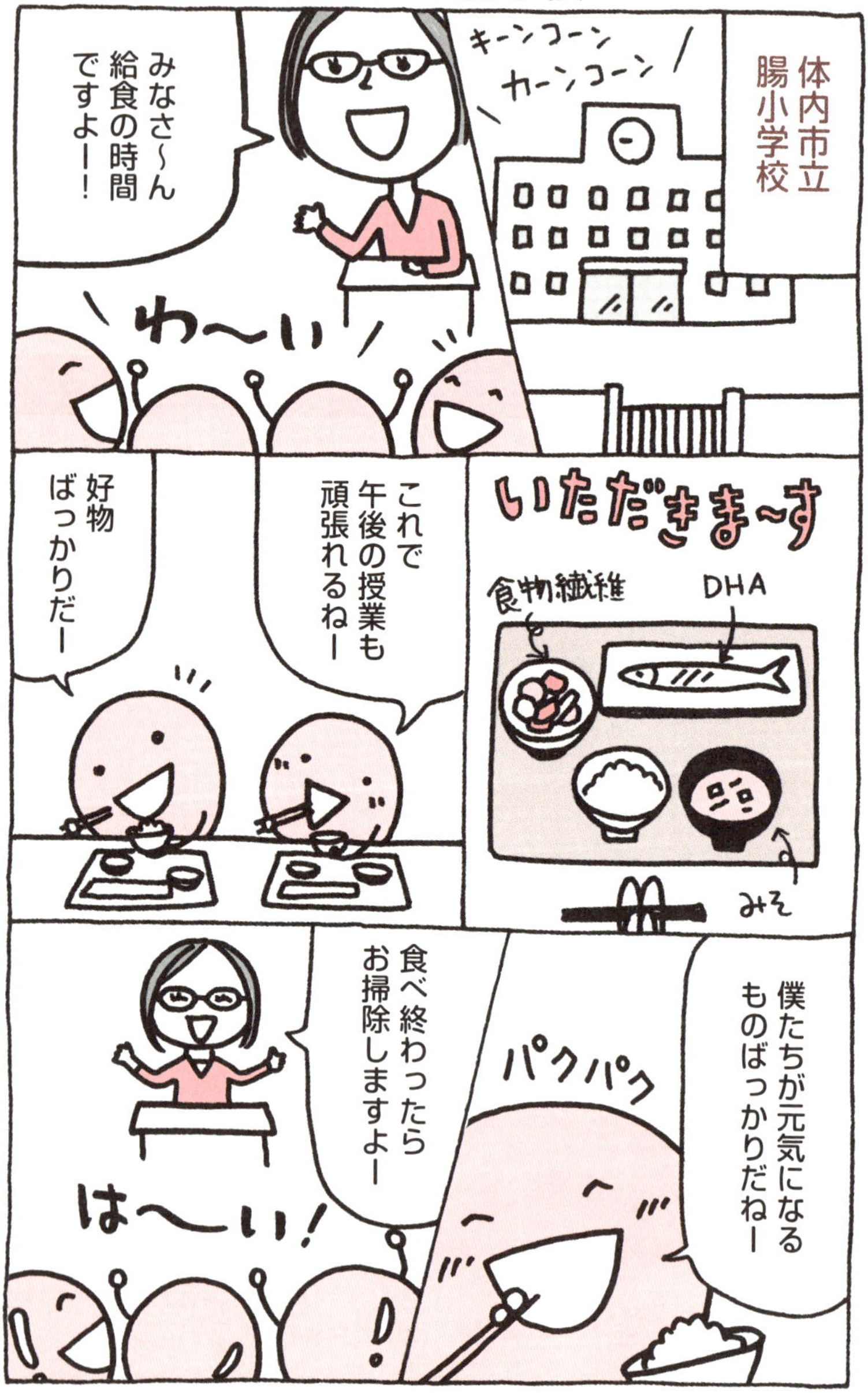
体内市立
腸小学校
キーンコーン
カーンコーン
みなさ~ん給食の時間ですよーー!
わ~い
いただきま~す
食物繊維
DHA
みそ
これで午後の授業も頑張れるねー
好物ばっかりだー
僕たちが元気になるものばっかりだねー
パクパク
食べ終わったらお掃除しますよー
は~い!

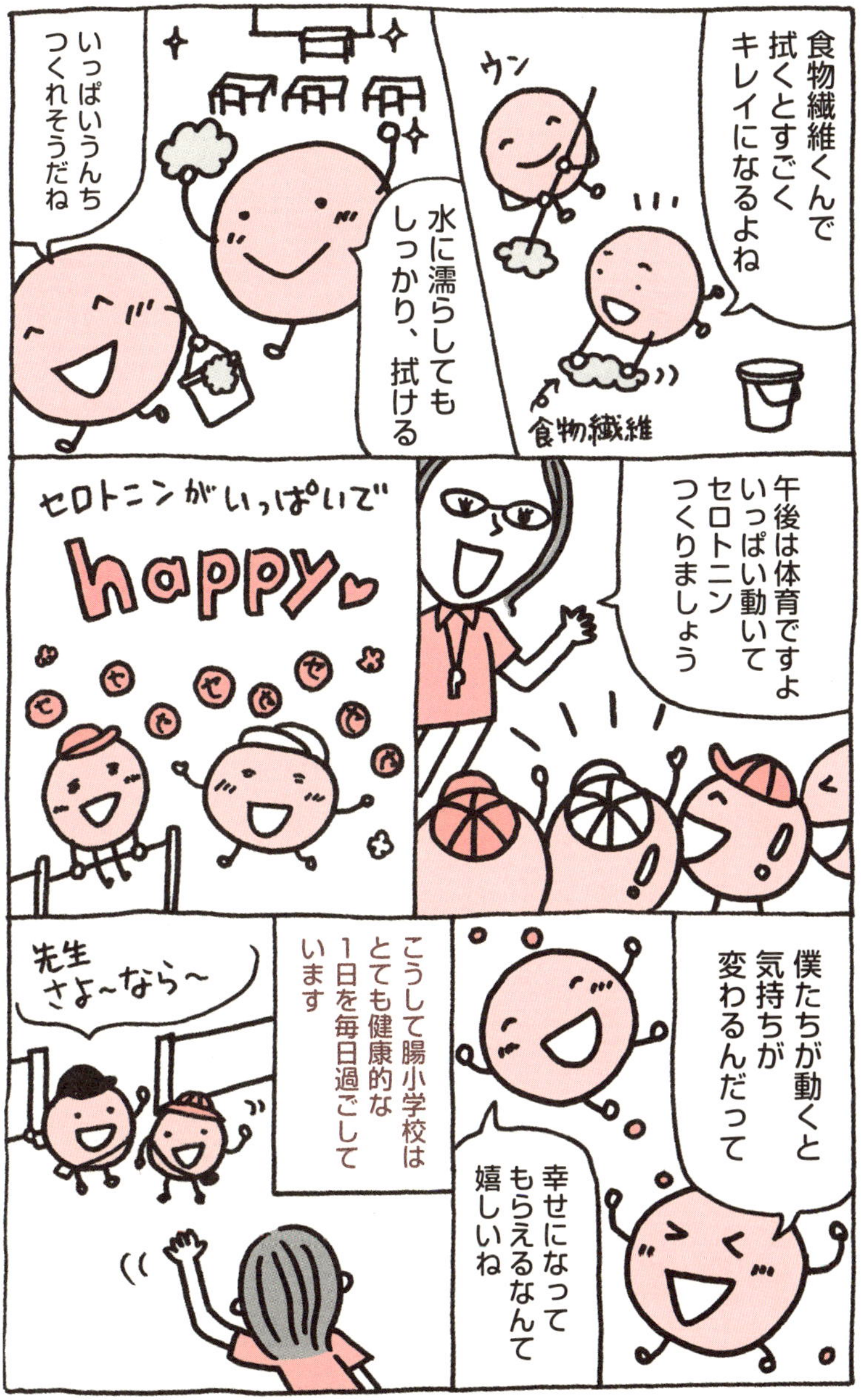
食物繊維くんで拭くとすごくキレイになるよね
ウン
食物繊維
水に濡らしてもしっかり、拭ける
いっぱいうんちつくれそうだね
午後は体育ですよ いっぱい動いて セロトニンつくりましょう
セロトニンがいっぱいで
happy
僕たちが動くと気持ちが変わるんだって
幸せになってもらえるなんて嬉しいね
こうして腸小学校はとても健康的な1日を毎日過ごしています
先生 さよ〜なら〜

元気な腸

体とこころを守る腸の働き

1章の「腸の基本」でも触れたように、腸の大きな役割は食べ物を消化するための消化器官です。

そして腸は、体内第一の免疫機構でもあります。

疲労回復やストレスなどに負けないように健康を維持したり、新陳代謝を活発にして老化を防いだりするのも免疫系の役目。アトピーや関節リウマチなどの自己免疫性疾患、うつなどのこころの病になるのも免疫力の低下が関係しているといわれます。このように体とこころの健康を、腸が支えています。

さらに、私たちの体内で、**腸内環境が悪化して有害物質と最前線で戦うのは血液中の白血球ですが、この白血球をつくるための栄養を供給するのも腸の役目です。腸内環境が健康であり、十分な栄養を血液のもとに送ることで、有害物質と戦う健康な白血球も登場します。**病原体や疲労物質、がん細胞などをのさばらせないためにも、まず腸を元気にするが肝心なのです。

ここを腸Check!

- □ 腸の働きは栄養の消化吸収だけではない
- □ 腸には体とこころを守る、免疫系の親分
- □ 腸は栄養を吸収して体の細胞に振り分ける

体とココロを支える腸子ちゃん

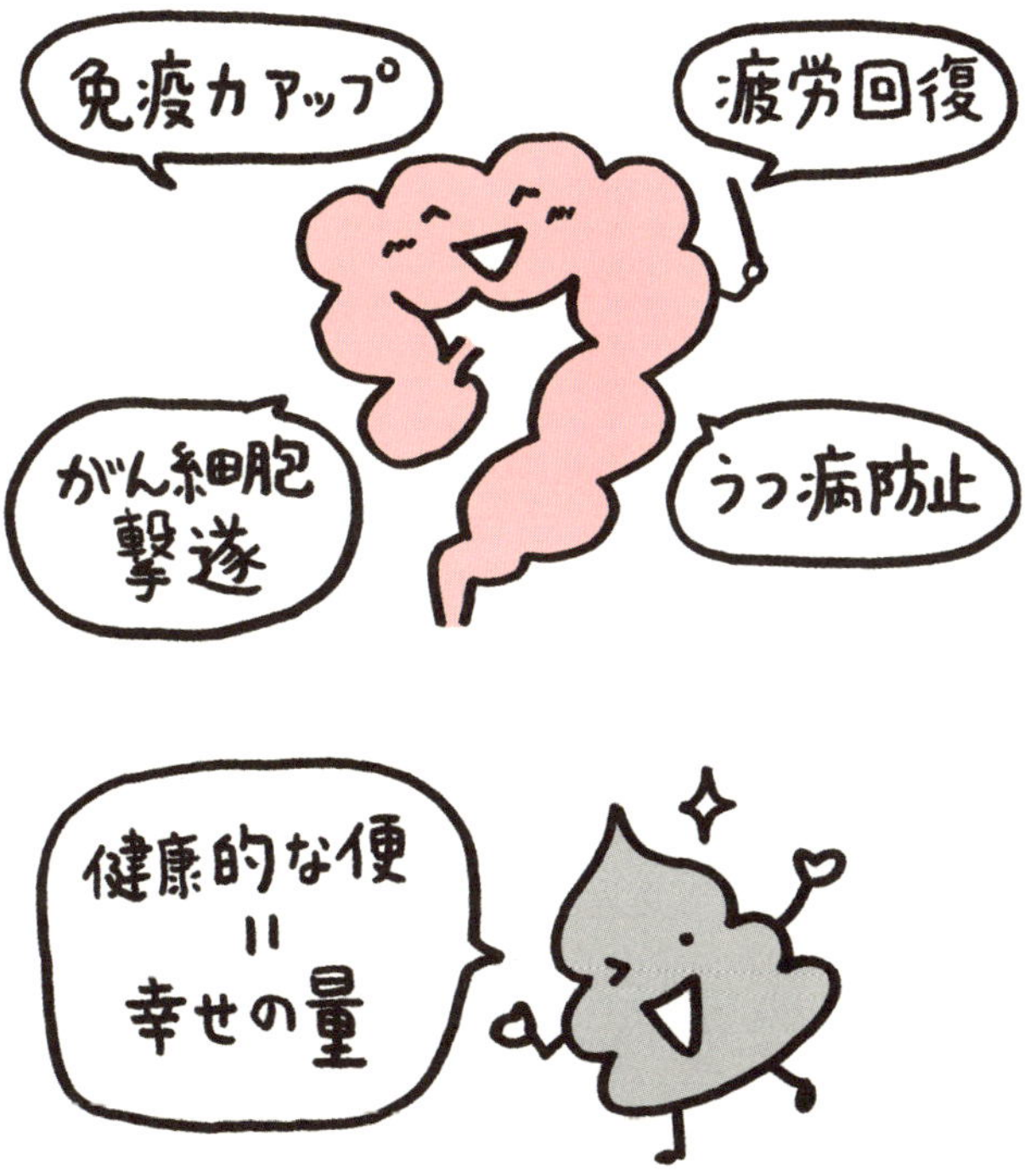

免疫力アップ
疲労回復
がん細胞撃退
うつ病防止
健康的な便
＝
幸せの量

元気な腸には欠かせない悪玉菌

腸内フローラには消化吸収の細胞だけでなく、神経細胞も存在し、その割り合いは脳以外に分布する神経細胞の約半分にもなります。免疫系に関していえば、全身のリンパ球の約70％が腸管に集中していて、抗体全体の70パーセントが腸管でつくられています。

成人は1～2キログラムの腸内細菌を持っていますが、その種類を大きく分けるとビフィズス菌などの善玉菌、大腸菌などの悪玉菌、そのときどきで多い方の味方になる日和見菌となっています。善玉菌は免疫力向上、便秘の改善、健康維持に役立つため、腸内は常に善玉菌が優位である必要があります。

しかし、悪玉菌は腸内には無益なのかというと、そうではありません。腸内にある悪玉菌はデンジャーセオリーという免疫の監視を通過し、共生できると判断されているのです。**悪玉菌といわれている大腸菌は、病原性大腸菌のO－157菌が体内に侵入してきたとき、それを追い出す役割を果たします。**さらに野菜のセルロースを分解してビタミンを合成するのも大腸菌にしかできない働きです。

ここを腸Check!

- □ 体内にいる悪玉菌はデンジャーセオリーを通過している
- □ 免疫細胞の70%が棲息＆生産
- □ 悪玉菌も有益な働きをする

悪玉菌でも実はいいやつ

大腸菌

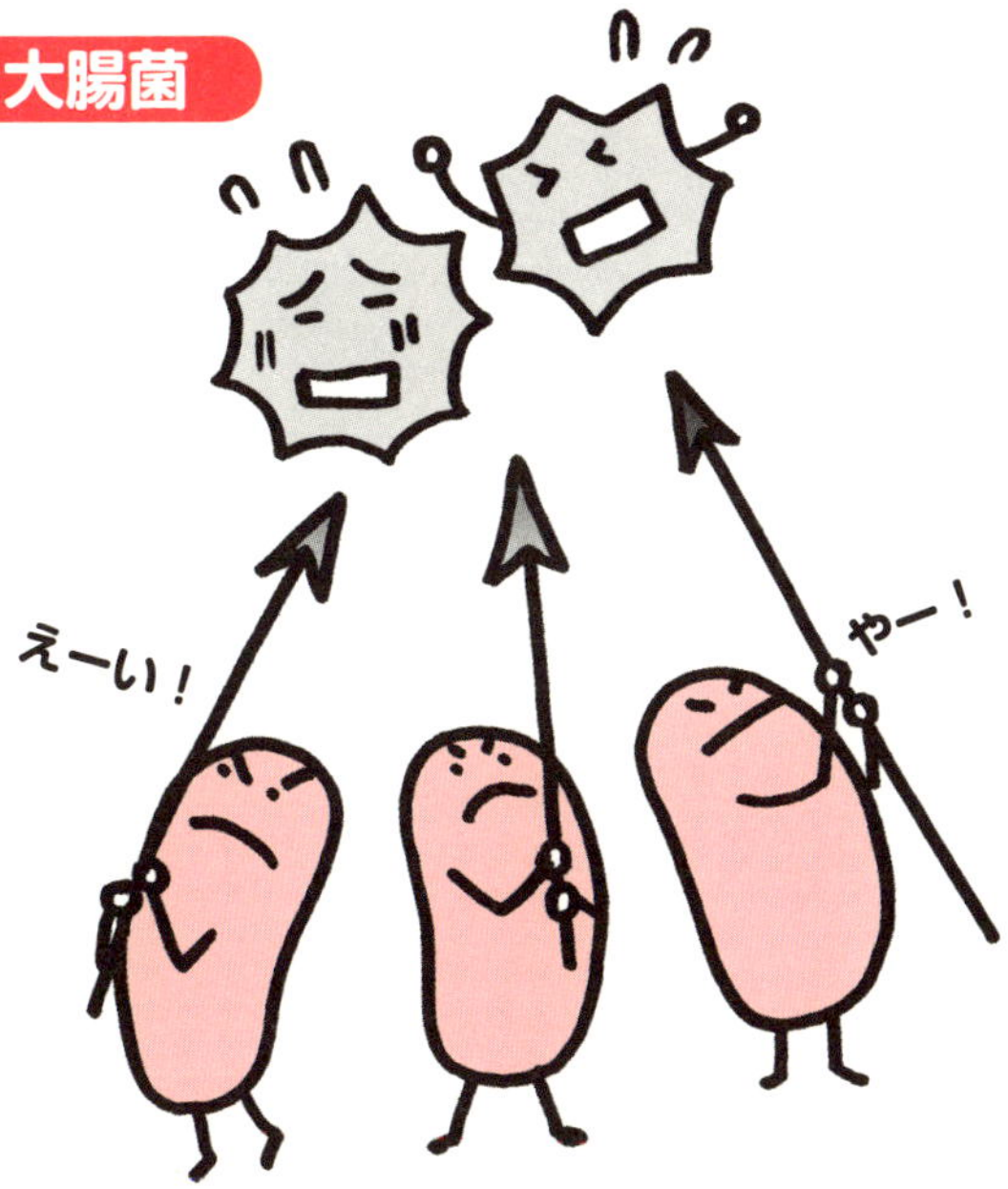

悪玉菌の良い例

- ・O-157などの病原菌をやっつける
- ・セルロース等を分解しビタミンをつくる

元気な腸

便の様子で腸内環境がわかる

もうみなさんご存知の通り、腸内には悪玉菌、善玉菌、日和見菌と大きくわけて3種類の菌がいます。

悪玉少々、善玉たっぷり、日和見ほどほどのバランスが大切です。**腸内細菌のバランスを知るのに一番の手がかりは、便の様子を見ること。**菌のバランスが良いと、ふかふかな柔らかい便で、臭いもきつくありません。色は黄土色から赤茶色でバナナ2~3本の量があります。しかし悪玉菌優位の悪い状態だと、便は固くなりとても臭くなります。色も黒っぽくなり、量も少なくなります。

このような菌のバランスを決める要因は、第一に食べ物、第二にストレスや生活習慣です。毎日コンビニのお弁当やファーストフードばかりを食べていると、便は食物繊維が足りずにカチカチになります。良い便をつくるためには、善玉菌のエサになる乳酸菌や食物繊維をたっぷり摂り、ストレスを上手に発散して規則正しい生活を送ること。そうすれば腸も元気になり、便の量も増えるはずです。

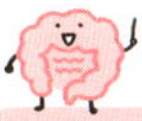

ここを腸Check!

- □ バランスが良いときはバナナ状うんちがたっぷり
- □ バランスが悪いときは便秘で量も少ない
- □ ストレスや生活習慣も便の調子に影響する

よいうんちと悪いうんち

	よいうんち 	悪いうんち 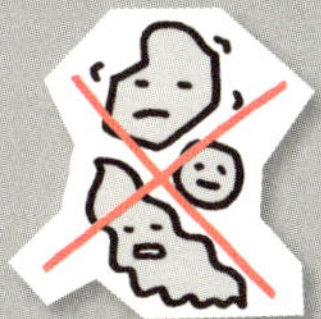
色	黄金色または 黄褐色	黒、赤、緑、白など 茶系以外の色を している
固さ	練り歯磨き ほどの固さ	ドロドロ便、泥水便 （下痢）、コロコロ便 （便秘）が出る
におい	においは少ない	発酵したような 臭い便が出る
その他	最初は水に浮いて、 徐々に沈む重さが 良い	1週間に排便が 2回以下しか出ない

元気な腸

理想的な便の量が時代とともに変化

日本人の糞便量は戦後60年で大きな変化を遂げました。日本人の食生活が欧米化した結果、食物繊維の摂取量が大幅に減ったからです。戦前、日本人は1人当たり1日350グラムの糞便を排出していました。それが今では150グラムに満たなくなってしまっています。お菓子ばかり食べている若い女性にいたっては、1日80グラムしかありません。

糞便は食べ物のカスだけでなく、およそ半分は腸内細菌（生きているものと死んだものの両方）です。ですから糞便の量を調べれば、腸内細菌の量を推察できるのですが、その量が1950年以降減っていることから腸内細菌も減っているということがわかります。

不溶性食物繊維は糞便のカサを増し、水溶性食物繊維は腸内細菌を増やし本来の働きができるようにします。また、食物繊維の権威である辻啓介・兵庫県立大学名誉教授は「良い糞便は水に浮かぶ」と述べています。「食物繊維が多ければ、ガスが発生するため浮かぶ。そして数分後には泡を残して沈む」のだとか。食物繊維をたっぷり摂って、理想的な糞便を目指しましょう。

ここを腸Check!

- □ 毎日、300グラムの糞便量がある
- □ 良い便は水に浮かぶ
- □ そして数分後に泡を残して沈む

食事で便の量が変化する

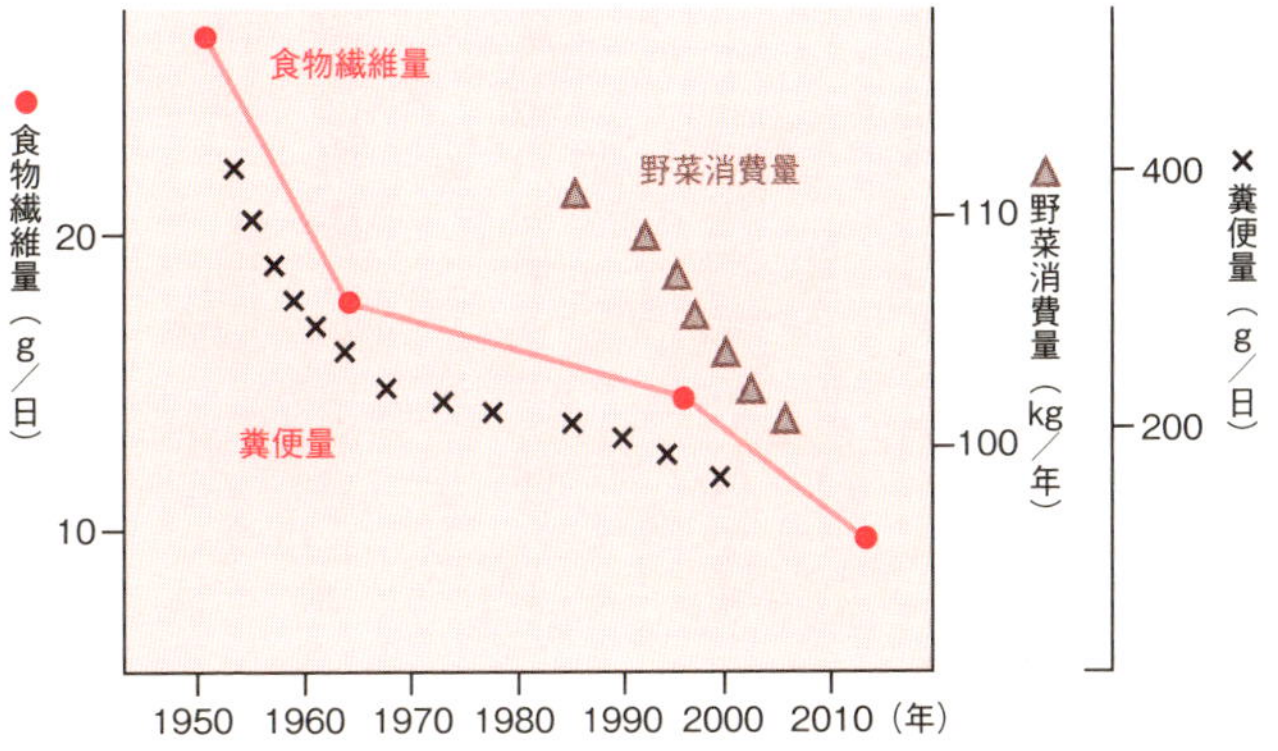

（出典：乳酸菌生活は医者いらず）

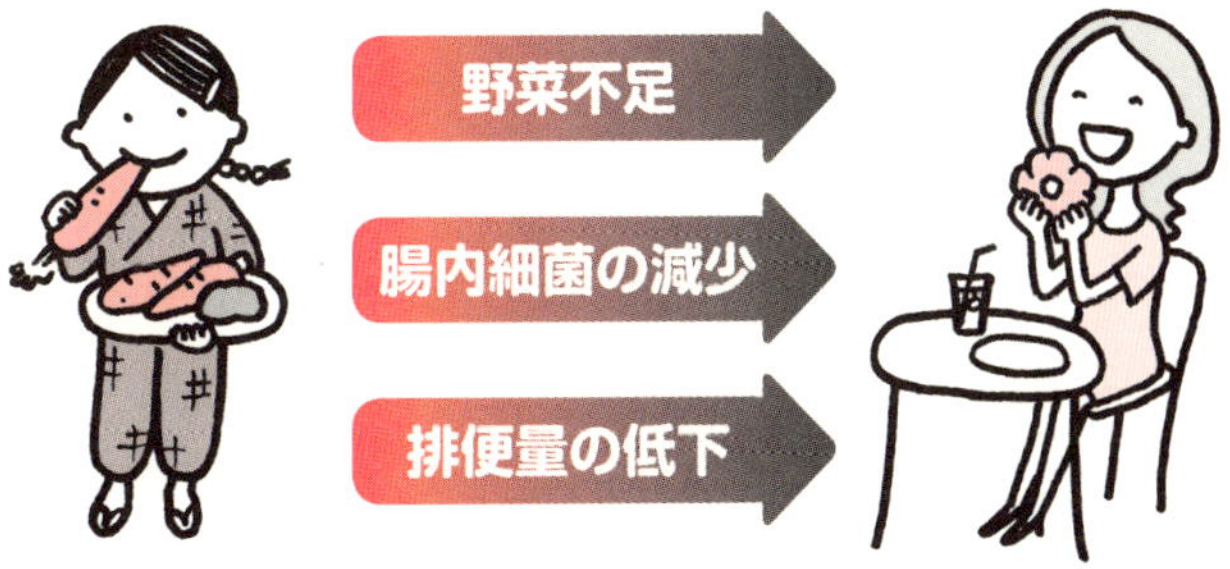

元気な腸

便を出すためのトレーニング

便の量が腸内環境の善し悪しを表す指標ということはおわかりいただけたと思います。腸内環境が良いだけで便は簡単に排出できるのでしょうか。

答えはノーです。

便の材料になる死滅した腸内細菌や栄養を吸収しきった食物のカス、食物繊維などが便になります。

その後、大腸を通って肛門から排出されるわけですが、ここでの肛門がバルブの役割をするため、バルブが自由に動くように腹筋を鍛えることも大切です。**便のキレを良くするためにも、日頃から腹筋を鍛えたり、お尻に力を入れて肛門筋を鍛えましょう。**女性は特に、お尻に力を入れて歩くようにするだけでもヒップアップ効果もあるので、ぜひおすすめです。私自身も温泉へ行って体を温めた後に、腹筋をしてさらに良い便を出せるよう心がけています。年配の方や筋力があまりない人は174頁で紹介している腸もみ運動を気づいたときにやってみましょう。

ここを腸Check!

- □ 便を出すには最後のバルブ機能も大切
- □ バルブ機能を良くするためには、腹筋を鍛える
- □ 体を温めてから腹筋をするとなお効果がある

便のキレを良くするには

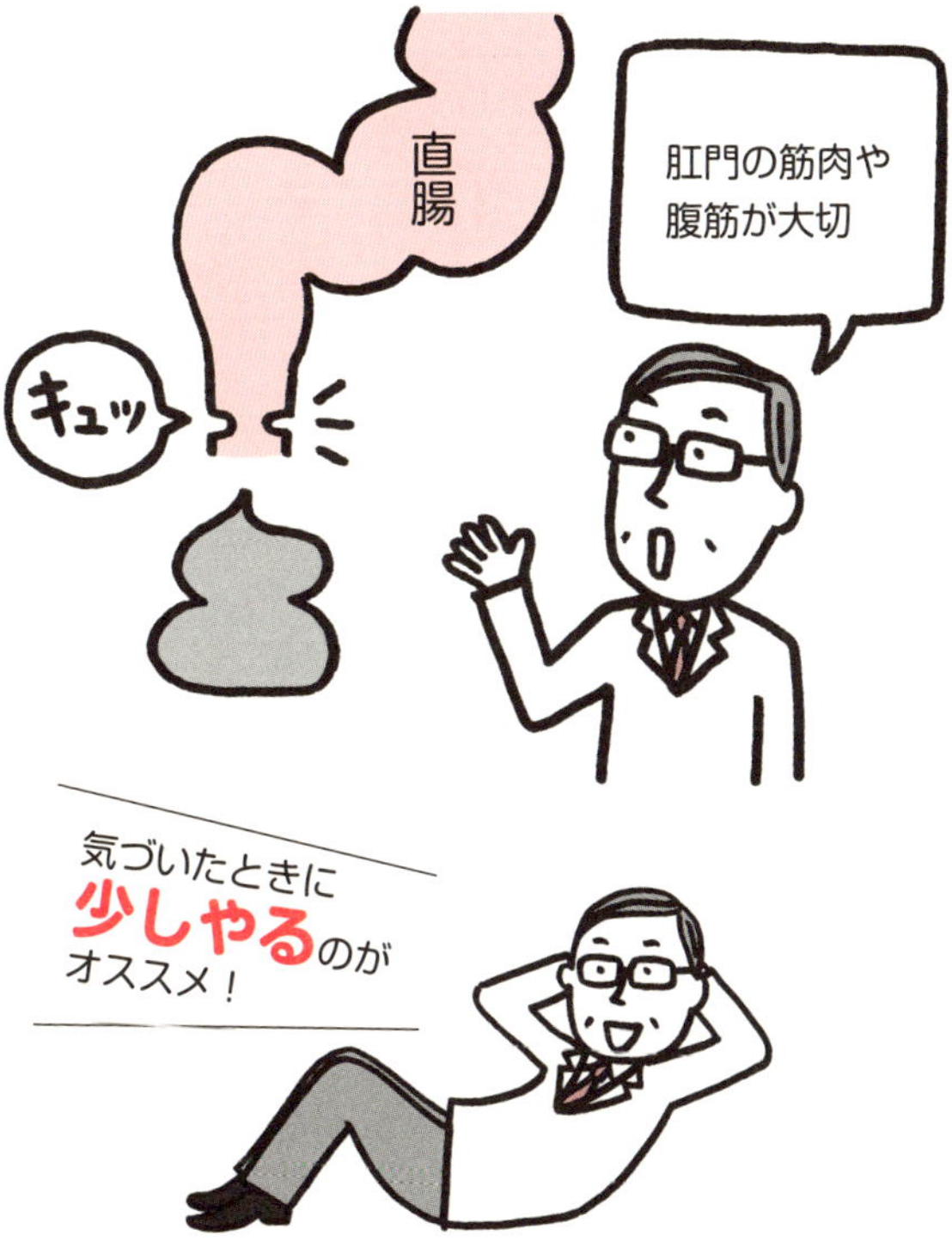
直腸
肛門の筋肉や腹筋が大切
キュッ
気づいたときに少しやるのがオススメ！

元気な腸

腸内フローラ活性化計画

前にも述べた通り小腸の出口から大腸にかけての一部には、たくさんの腸内細菌が生息しています。この『腸内フローラ』の活動を高めて、体全体を健康な状態に誘導する健康法を『フローラ健康法』と名づけました。腸内フローラが美しく、活発に働いていると便秘も解消されて肌もツヤツヤになるばかりか、がんやアレルギーも遠ざけるのです。

フローラ健康法は、まず穀物、野菜、豆類、果物などの植物性食品をたっぷりと摂ります。次に納豆、チーズ、ヨーグルトなどの発酵食品、そして腸内細菌のエサになる食物繊維や善玉菌のエサとなるオリゴ糖を摂ります。食品添加物が入った加工食品は避けましょう。これらをよく噛んで楽しく食べましょう。42頁で紹介しましたが、腸内細菌を持たずに育ったマウスはイライラして攻撃的な性格を示しました。しかし、腸内細菌を持つマウスはおとなしい性格に育ちました。**腸内細菌は幸せ物質のセロトニンややる気を起こさせるドーパミンなど脳の伝達物質に影響を及ぼし、こころの健康にも欠かせない存在なのです。おだやかな生活を送るには腸の調子を整えることです。**

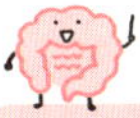

ここを腸Check!

- □ フローラ健康法で腸内細菌をもっと活発に
- □ 元気な腸は美容と健康を高める
- □ 元気な腸はこころの安定にも有効

腸の活動を高めるには

❶ 穀類・野菜類・豆類・果物類を摂る

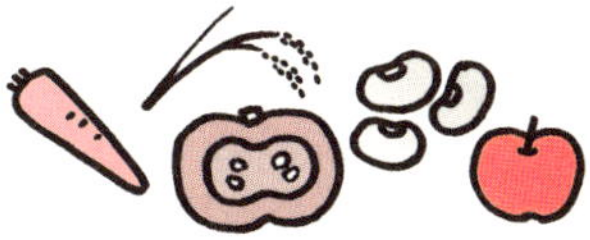

❷ 発酵食品を食べる

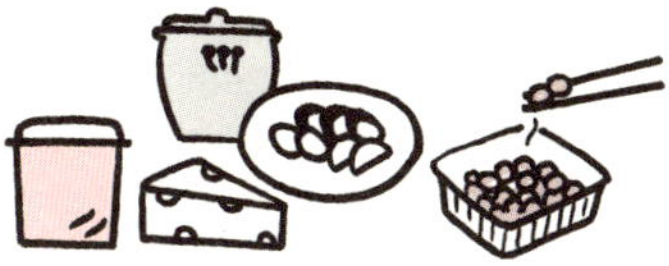

❸ 食物繊維やオリゴ糖を摂る

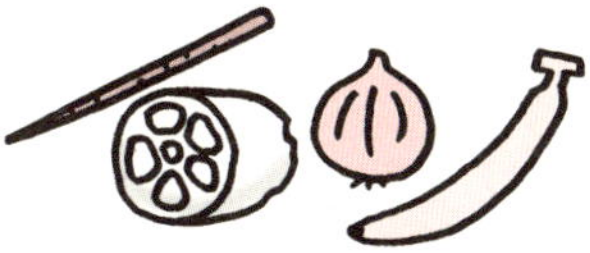

❹ 加工食品や食品添加物をなるべく摂らない

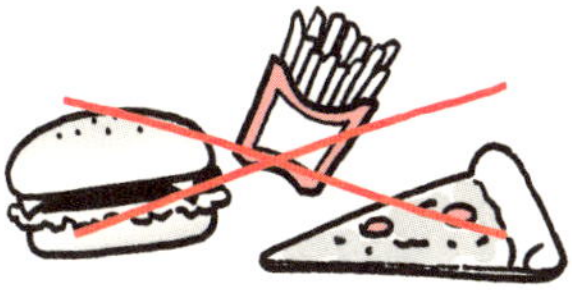

❺ よく噛んで楽しく食べる

❻ 適度な運動を心がける

❼ 自然とふれあう

元気な腸

日本の伝統食はこころも健康にする

日本人が昔から食べてきた伝統食について、マウスを使った興味深い実験データがあります。日本食を飼料にしたマウスは、欧米食を飼料にしたマウスに比べて遺伝子の修復や解毒酵素など、ストレスに対応する遺伝子の発現量が少なく、逆に脂質などの代謝に関わる遺伝子の発現量が多かったといいます。**つまり日本の伝統食はストレスに対する抵抗性があることがわかったのです。**

ある実験で被験者に日本型の食品素材を食べ続け、体と心の健康状態を調べた実験では、5日後から、中性脂肪やコレステロール値が改善され、気分や感情を測るテスト（POMS）においても「怒り-敵意」「緊張-不安」「抑うつ-落ち込み」「疲労」の尺度が好転したそうです。日本の伝統食は生活習慣病を遠ざけるだけなく、ストレスやこころの病の発症も抑えていたのです。しかし、私たちの周りの食生活は欧米化が進み、ハンバーガーなどのファーストフード、インスタント食品があふれています。塩分と食品添加物が、体と心の健康を少しずつ壊していくのです。

ここを腸Check!

- □ ファーストフード、コンビニ弁当はNG！
- □ 清涼飲料水、ジュース、コーヒーはNG！
- □ 食事は納豆、味噌汁、ごはんの和食で

日本の伝統食はこんなに腸に良い！

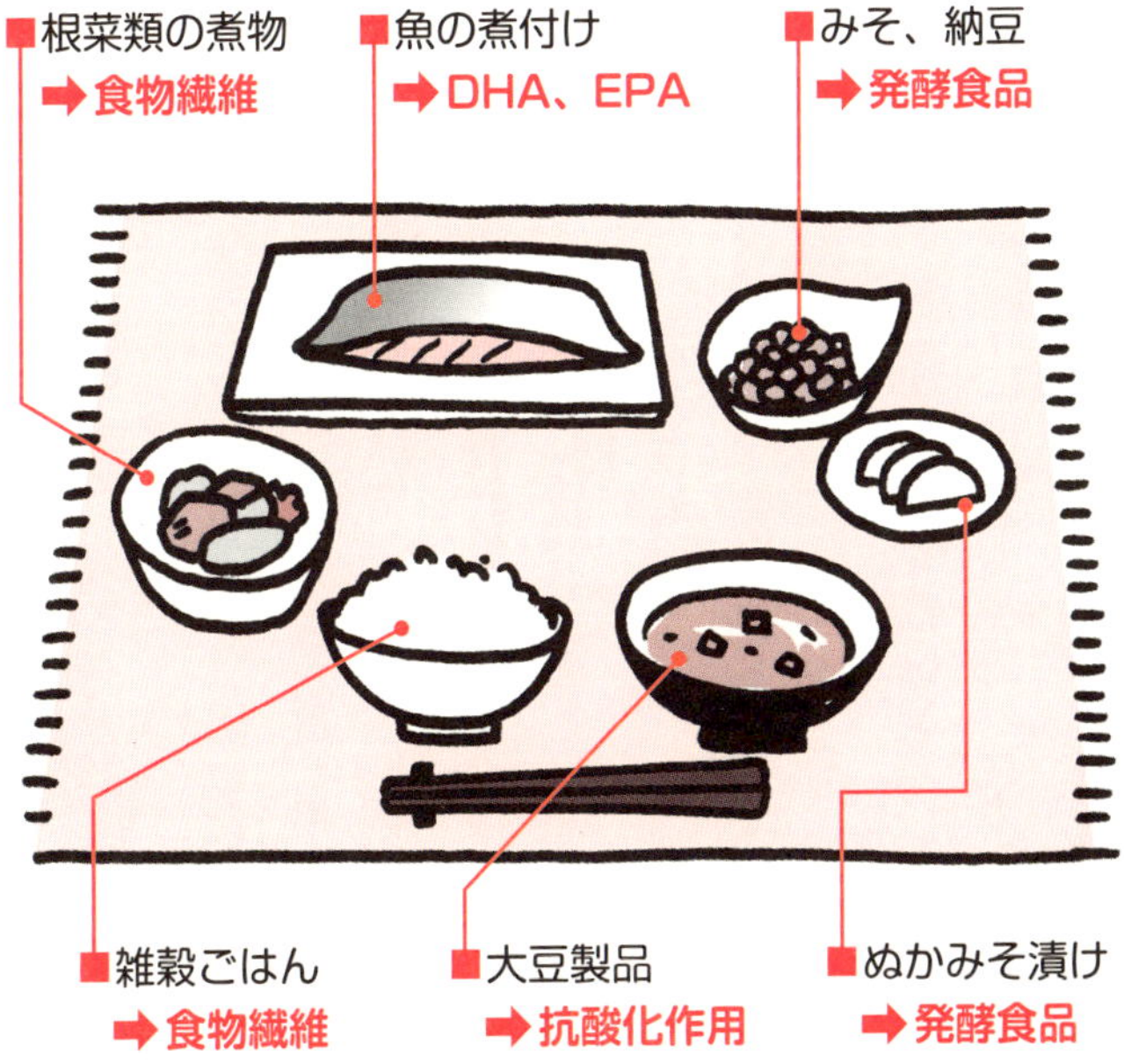

元気な腸

体をサビつかせる最大の原因

私たちは便利で快適なものを追求して発展してきましたが、困ったことにこの文明社会は活性酸素を大量に生む社会となってしまいました。**私たちが良く使うICカードは使うたびに電磁波が出て、体内に活性酸素が発生します。**パソコンや携帯電話、電子レンジを使っても、活性酸素が発生します。最近流行の抗菌物質に触れても活性酸素が発生します。保存料などの食品添加物が含まれている食品からも活性酸素は発生します。活性酸素が体内で過剰に発生すると、老化が加速し、免疫系の細胞も障害を受け、脳梗塞や糖尿病、がん、アルツハイマー病の原因にもなります。体内でできるだけ活性酸素を発生させないためには、抗酸化作用のある食品を摂る必要があります。

植物は紫外線や虫などから身を守るためにさまざまな化学物質をつくり出しました。これを私たちが体内に取り入れることで、抗酸化に役立つのです。具体的には植物の色素や苦み成分で、魚介類の色素や脂の中にも含まれます。これらの食品を摂って活性酸素を追い出すことで、免疫系が元気になり腸内の働きが活発になるのです。

ここを腸Check!

- □ 文明社会は活性酸素大量発生社会
- □ 活性酸素は細胞を老化させ、がん化させる
- □ 抗酸化作用のある食品で腸を元気に

活性酸素を発生させるライフスタイル

【活性酸素が体に溜まると……】

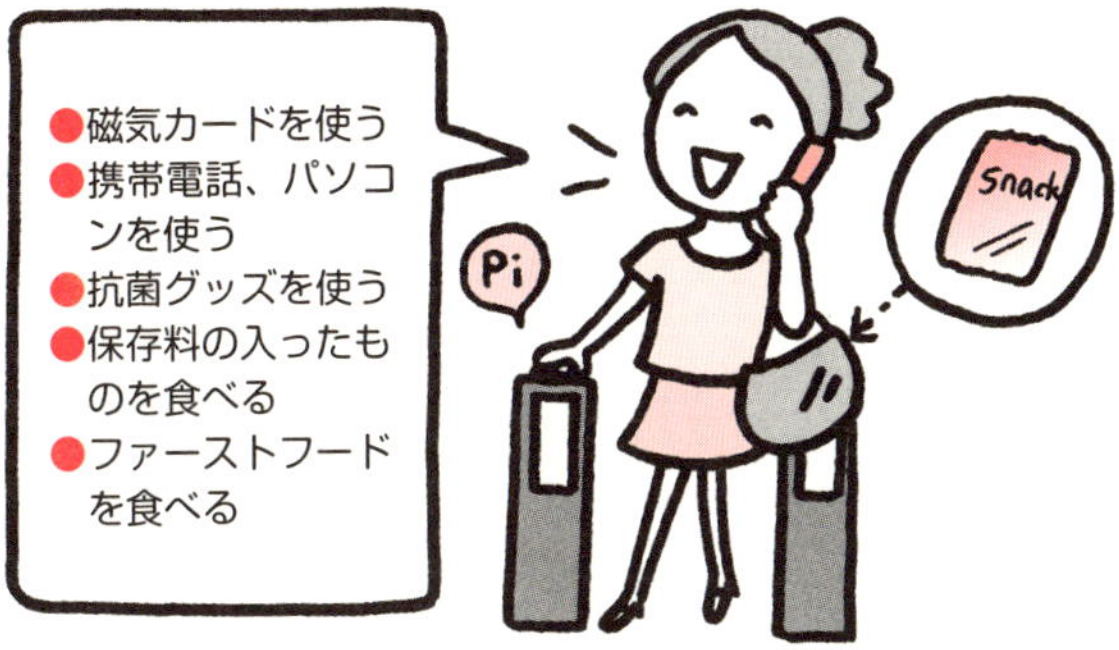
●磁気カードを使う
●携帯電話、パソコンを使う
●抗菌グッズを使う
●保存料の入ったものを食べる
●ファーストフードを食べる
Pi
Snack

【その結果…】

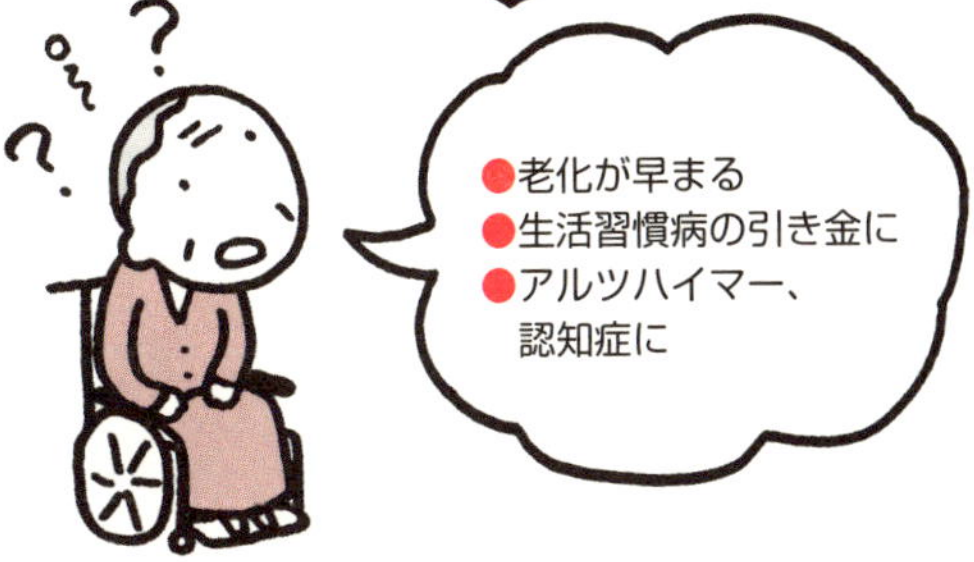
●老化が早まる
●生活習慣病の引き金に
●アルツハイマー、認知症に

【サビない体になるには】 抗酸化作用のある食品を積極的に摂る！

元気な腸

活性酸素を取り除くフィトケミカル

フィトケミカルとは、植物が紫外線や虫などから身を守るためにつくり出したさまざまな化学物質のこと。**これが私たちの体に入ると、活性酸素を取り除く働きをしてくれます。**フィトケミカルはたくさん紫外線を浴びた色の濃い野菜や、苦みの強い野菜に多く含まれます。例えばトマトのリコピン、かぼちゃのβ-カロテン、ブルーベリーのアントシアニンなどがそれに当たり、強い抗酸化作用が認められています。

たくさんある野菜の中からどれが抗酸化力の高い食材なのか、覚えておくのはなかなか大変です。またいくら抗酸化力に長けているからといって、それればかりを食べ続けるのも良くありません。そんなときは赤、緑、黄、白、紫、茶、黒の7色の野菜が順番にレシピに入るようにすると良いでしょう。おのずと抗酸化力の高い野菜が集まってきます。

米国では1980年代から「Five A Day」運動が開始され、「1日に5皿以上色のついた野菜、果物を摂ろう」という運動がはじまりました。この結果、米国人の野菜の消費は年々増加し、すべてのがんの発生率が低下してきています。

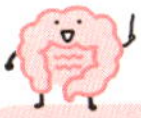

ここを腸Check!

- □ フィトケミカル豊富な野菜で抗酸化
- □ 7色の野菜をまんべんなくチョイスする
- □ 1日5皿は野菜を食べる

抗酸化作用の強い7色野菜

色のついた野菜・果物の抗酸化作用

	成分	おもな効果	多く含まれる成分
赤	リコピン	がん予防、動脈硬化予防、紫外線対策、アレルギー対策	トマト、すいか、金時にんじん、柿
	カプサンチン	がん予防、動脈硬化予防、善玉コレステロールの増加	パプリカ、とうがらし、赤ピーマン
橙	プロビタミンA	がん予防、抗酸化作用、コレステロール調整	かぼちゃ、にんじん、みかん、ほうれんそう
	ゼアキサンチン	加齢による視力低下予防、がん予防	パパイア、マンゴー、ブロッコリー、ほうれんそう
黄	フラボノイド	抗酸化作用、高血圧予防、血管壁強化	たまねぎ、ほうれんそう、イチョウ葉、パセリ、レモン、柑橘類
	ルテイン	加齢による視力低下予防、がん予防、動脈硬化予防、肺機能の向上	とうもろこし、ブロッコリー、マリーゴールド、かぼちゃ
緑	クロロフィル	がん予防、抗酸化作用、コレステロール調整、消臭・殺菌作用	大葉若菜、ほうれんそう、モロヘイヤ、ブロッコリー
紫	アントシアニン	加齢による視力低下予防、高血圧予防、肝機能の保護	ブルーベリー、なす、紫いも、赤しそ、紫キャベツ
黒	クロロゲン酸	がん予防、血圧調整、血糖調整、ダイエット効果	ごぼう、ヤーコン、じゃがいも、バナナ、なす、ナシ
	カテキン	がん予防、コレステロール調整、ダイエット効果	緑茶、柿、ワイン
白	イソチオシアネート	がん予防、抗酸化作用、ピロリ菌対策、コレステロール対策、血液さらさら効果	キャベツ、大根、ワサビ、ブロッコリー、菜の花などアブラナ科の野菜
	硫化アリル	がん予防、抗菌効果、抗酸化作用、高血圧予防、血液さらさら効果	ねぎ、たまねぎ、にんにく、にら

元気な腸

体に良いのは自然の状態に近いもの

フィトケミカルは、色の濃い野菜に多く含まれることは78頁で述べました。その他に多く含まれるのは野菜の香り、苦み、辛みの成分です。これはイオウ化合物が原因で、強い香りと辛みを持っています。例えばニンニクに含まれるアリイン（体内でアリシンに変化）、ねぎに含まれる硫化アリル、ブロッコリーやブロッコリースプラウトに含まれるスルフォラファンなどが代表的なもので、どれも強い抗酸化力を持っています。

ハーブ類や柑橘類の香りや苦みの成分・テルペン類や、唐辛子の辛み成分・カプサイシンにも抗酸化作用が認められています。これらの香り、苦み、辛みの成分は植物が虫や鶏などの天敵から身を守るために発達した防御機能で、この成分が私たちの体に入ると、活性酸素を取り除くのに役立ちます。

フィトケミカルの含有量は栽培方法によっても違ってきます。太陽の光をたくさん浴びて育った露地栽培の野菜の方が、ハウス栽培よりもフィトケミカルが豊富です。**野菜を買うなら旬の、新鮮な露地物を選ぶと良いでしょう。**

ここを腸Check!

- ニンニクや柑橘類、ハーブの香りもフィトケミカル
- 苦みや辛みのある野菜は抗酸化力が高い
- フィトケミカルは旬の露地栽培野菜に豊富

フィトケミカルが多くなる栽培方法

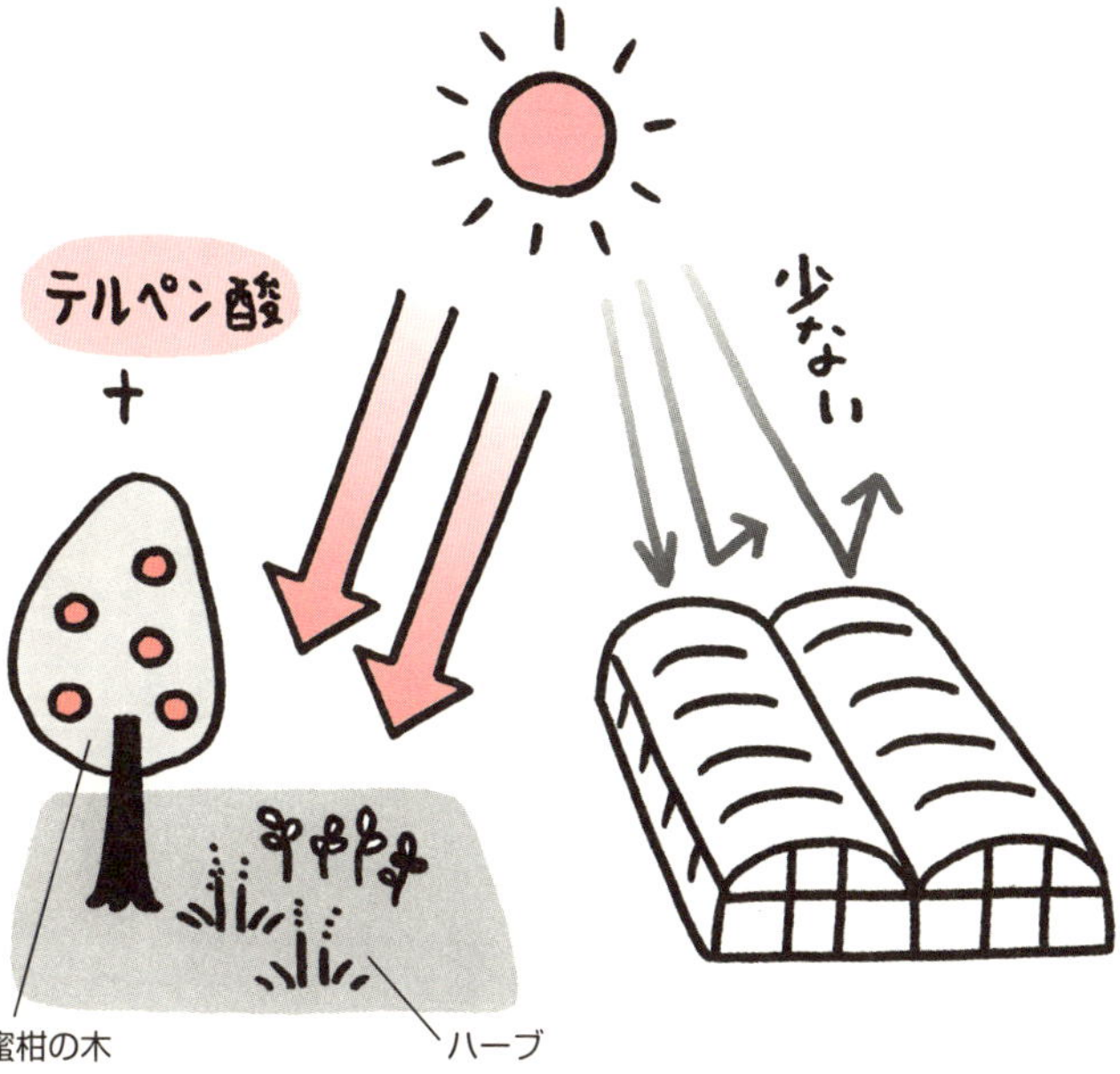

・日光が多く当たるとフィトケミカルが多くなる

・日光が少ないとフィトケミカルが少なくなる

元気な腸

2種類の食物繊維で腸を活性化

フィトケミカルの他に腸内環境を良好に保つのに欠かせないのが食物繊維です。腸内細菌は食物繊維が大好物。これをエサにすくすくと育って美しい腸内フローラを形成するのです。

食物繊維には不溶性と水溶性の2種類があります。不溶性は文字通り水に溶けない、消化することのできない食物のカスで、便のカサを増やして便秘を改善します。さらには、腸内に腐敗菌が溜まらないように掃除してくれる役割があります。一方、水溶性食物繊維は腸内の水に溶け、発酵しやすいため、より腸内細菌に好まれます。また粘着性があって胃や腸をゆっくりと移動し、肥満の原因になる糖質やコレステロールを包み込んで胆汁酸を発生させ、その吸収を妨げる働きがあり、糖尿病の予防やダイエット効果があるとして注目されています。

水溶性食物繊維は海藻類や全粒穀物、豆類に多く含まれ、納豆、オクラ、モロヘイヤなどのネバネバ食品にも含まれています。

ここを腸Check!

- □ 不溶性食物繊維は腸内のお掃除屋
- □ ネバネバ水溶性食物繊維で腸内細菌が育つ
- □ ネバネバ成分は糖尿病＆肥満の予防にも

食物繊維で腸をキレイに！

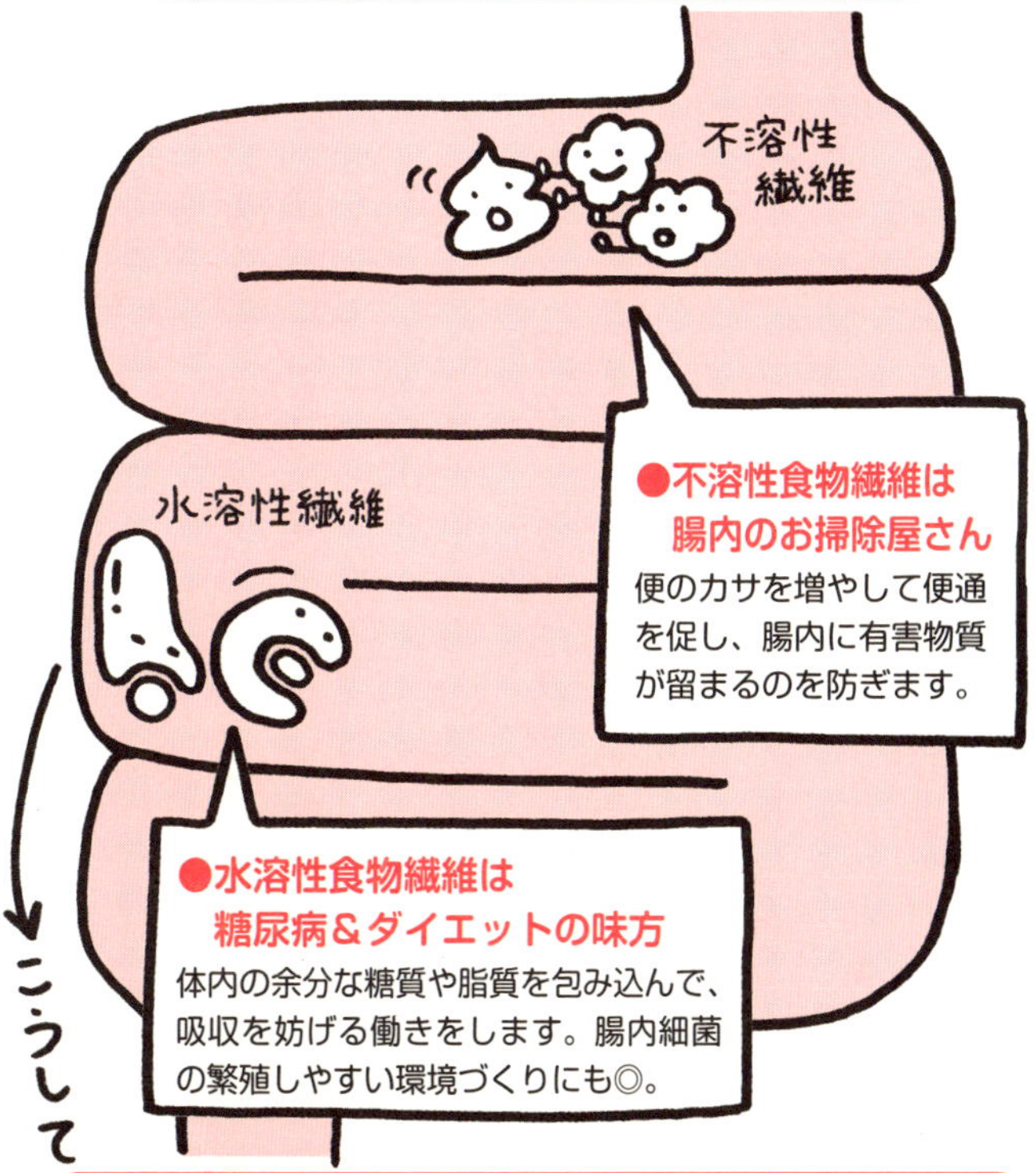
不溶性繊維
水溶性繊維
●不溶性食物繊維は腸内のお掃除屋さん
便のカサを増やして便通を促し、腸内に有害物質が留まるのを防ぎます。
●水溶性食物繊維は糖尿病＆ダイエットの味方
体内の余分な糖質や脂質を包み込んで、吸収を妨げる働きをします。腸内細菌の繁殖しやすい環境づくりにも◎。

こうして

腸内フローラがもっと元気になって免疫力アップ！

元気な腸

楽しいお酒なら休肝日は不要

お酒が飲める人と飲めない人の違いは、その人の体内にアルコールを分解する酵素があるか、ないかの違いです。これは胎児のときに酵素を持つか、持たないかの遺伝なので、大人になってから変化することはありません。

お酒を分解する酵素を持たない人にとって、アルコールは精神的にも肉体的にもストレスになります。無理に飲むのはやめて、宴席の会話と食事を楽しむようにしましょう。これとは逆に酵素をしっかりと受け継いで産まれてきた人は、**飲まないよりも飲んだ方が免疫力は上がります。**お酒によってストレスを発散したり、血行が良くなって代謝も活発になります。90頁にある「お酒耐性チェックリスト」でチェックしてみましょう。

ただし、お酒の飲み方には2つだけ条件があります。1つは気の合う相手と楽しく飲むこと。いくら大好きなお酒でも、嫌な相手と飲めば免疫力は下がります。もう1つはお酒の量。お酒は2合までが免疫力を上げる酒量です。いくら楽しいからといってそれ以上飲むと、酵素がある人にも体の『毒』となってしまうことを忘れずに。

ここを腸Check!

- □ お酒を無理に我慢すると免疫力ダウン
- □ 酵素を持つ人は1日2合までなら毎日飲んでもOK
- □ 気の合う相手と楽しく飲んでストレス解消

アルコールの効能

日本酒
1日
2合まで

ワイン
1日
グラス1杯まで

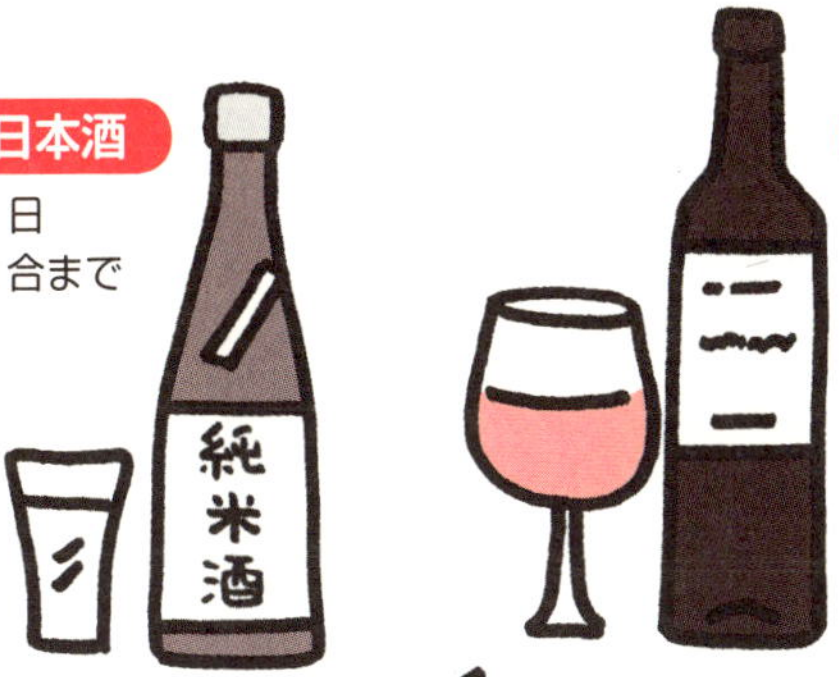

- 日本酒に含まれるアミノ酸やビールのビタミンB群、ミネラル類で美肌効果
- 血行促進で冷え、肩こりを改善
- 日本酒の麹菌で抗酸化
- 赤ワインのポリフェノールで抗酸化
- ストレス発散で免疫力アップ
- 声を出して笑うことでNK細胞活性化

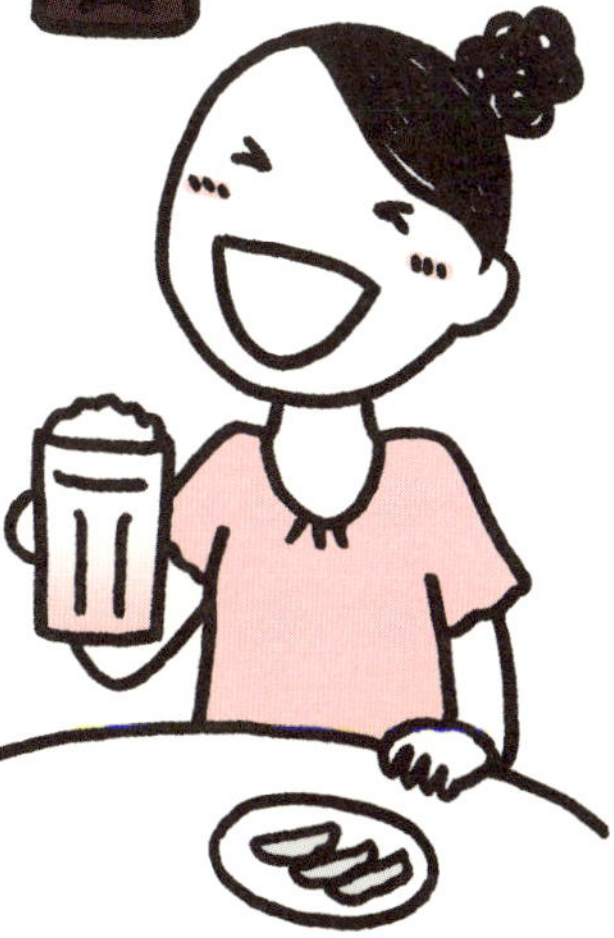

愛が冷めるのは腸内細菌の不足が原因!?

2000年のノーベル医学生理学賞は、神経伝達物質・ドーパミンの研究をしていたA・カールソン博士でした。ドーパミンは人間の脳に性欲や感覚、興奮などの『幸せを記憶する物質』で、麻薬や酒、タバコなどをやめられなくしているのもドーパミンの働きの1つです。

大勢の男女のカップルを調査したイギリスの統計によると、人間の愛情は多くの場合2年しか持たない、ということがわかりました。しかしドーパミンが十分に分泌されていて、幸せな記憶を保持できるカップルは2年以上の愛情関係を継続できるというのです。

ドーパミンは肉や卵のタンパク質の中に含まれる必須アミノ酸・フェニルアラニンがないと合成できません。しかしこれらのアミノ酸を摂るだけでは脳内にはドーパミンが増えません。アミノ酸がドーパミンになるには腸内細菌と結合をしてL-ドーパという前駆体になる必要があります。**愛情を記憶して長く幸せでいるカップルであるためにも腸内細菌は重要なのです。**

ここを腸Check!

- □ ドーパミンは『幸せを記憶する物質』
- □ ドーパミンが不足すると愛が冷める
- □ 腸内細菌がドーパミンの前駆体をつくる

2年で冷めてしまう愛情のパターン

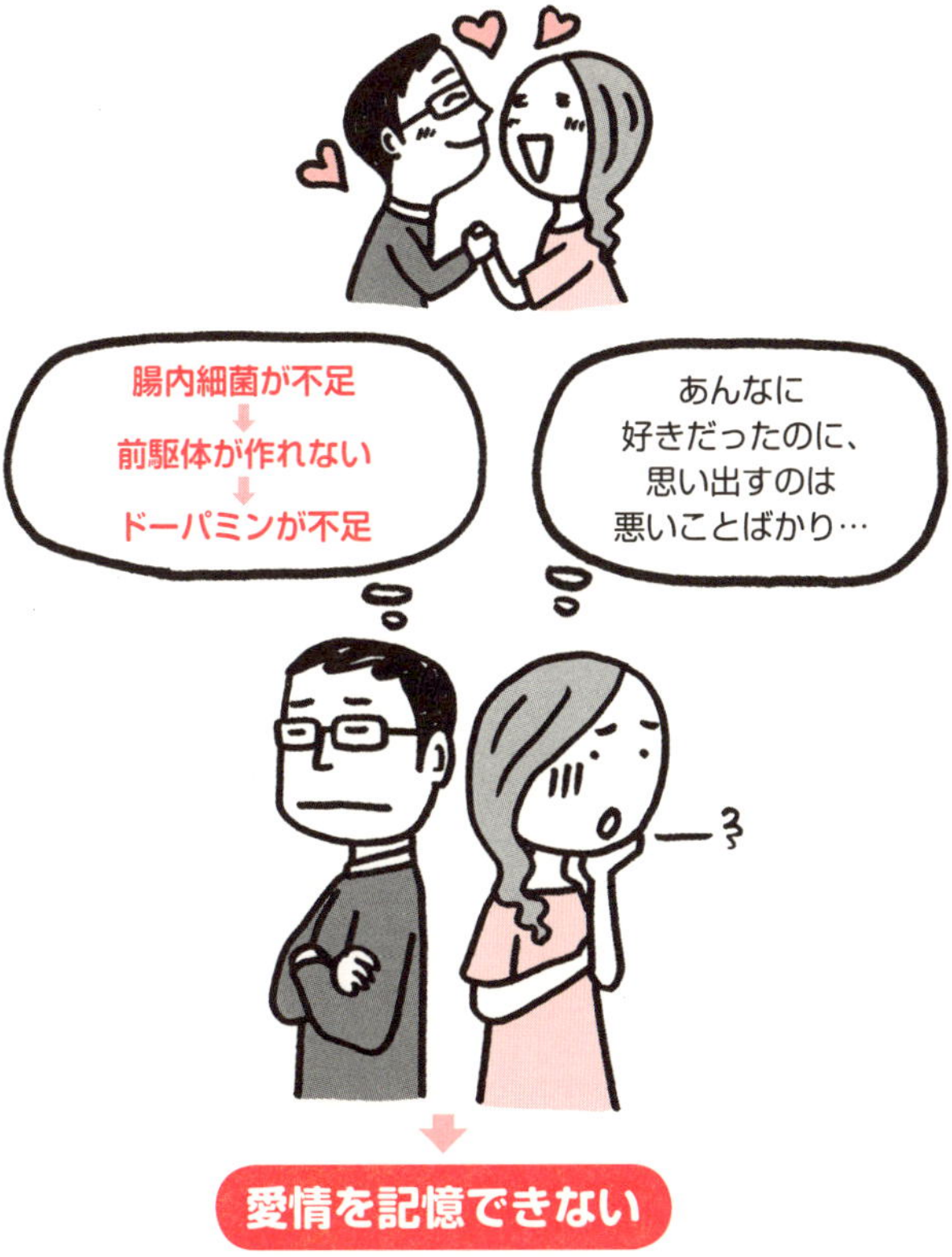
腸内細菌が不足
↓
前駆体が作れない
↓
ドーパミンが不足
あんなに好きだったのに、思い出すのは悪いことばかり…
↓
愛情を記憶できない

元気な腸

よく噛んで活性酸素の発生を抑える

「食べ物は30回以上噛みましょう」といわれていますが、それはなぜでしょうか。食べ物はよく噛むことによって唾液が分泌されますが、**唾液に入ってる消化酵素には活性酸素を取り除く作用があります。**これが働くまでに約30秒かかるため、30秒噛む必要があるのです。また噛むことでうま味も出てきますし、体内への吸収も良くなります。

しかし私たちの回りにあふれているファーストフードやスナック菓子はどれもやわらかく、数回噛んだら飲み込むことができるようにつくられています。これは噛むことを省略し、できるだけ早く「おいしい！　もっと食べたい！」という感情を抱かせるためなのです。このためうま味調味料をたっぷり使用し、強烈な快感を与えてまた食べたくなるようにつくられているのです。

やわらかく、食品添加物たっぷりのスナック菓子ばかりを食べている人の体内では、活性酸素が多く発生し、腸内細菌が少なくなっているため、免疫力もどんどん下がってしまいます。

ここを腸Check!

- □ 30秒以上噛むと活性酸素を除去できる
- □ スナック菓子は噛まなくてもおいしさを感じられる
- □ 噛まない人は腸内細菌が少ない

噛むことの良さ

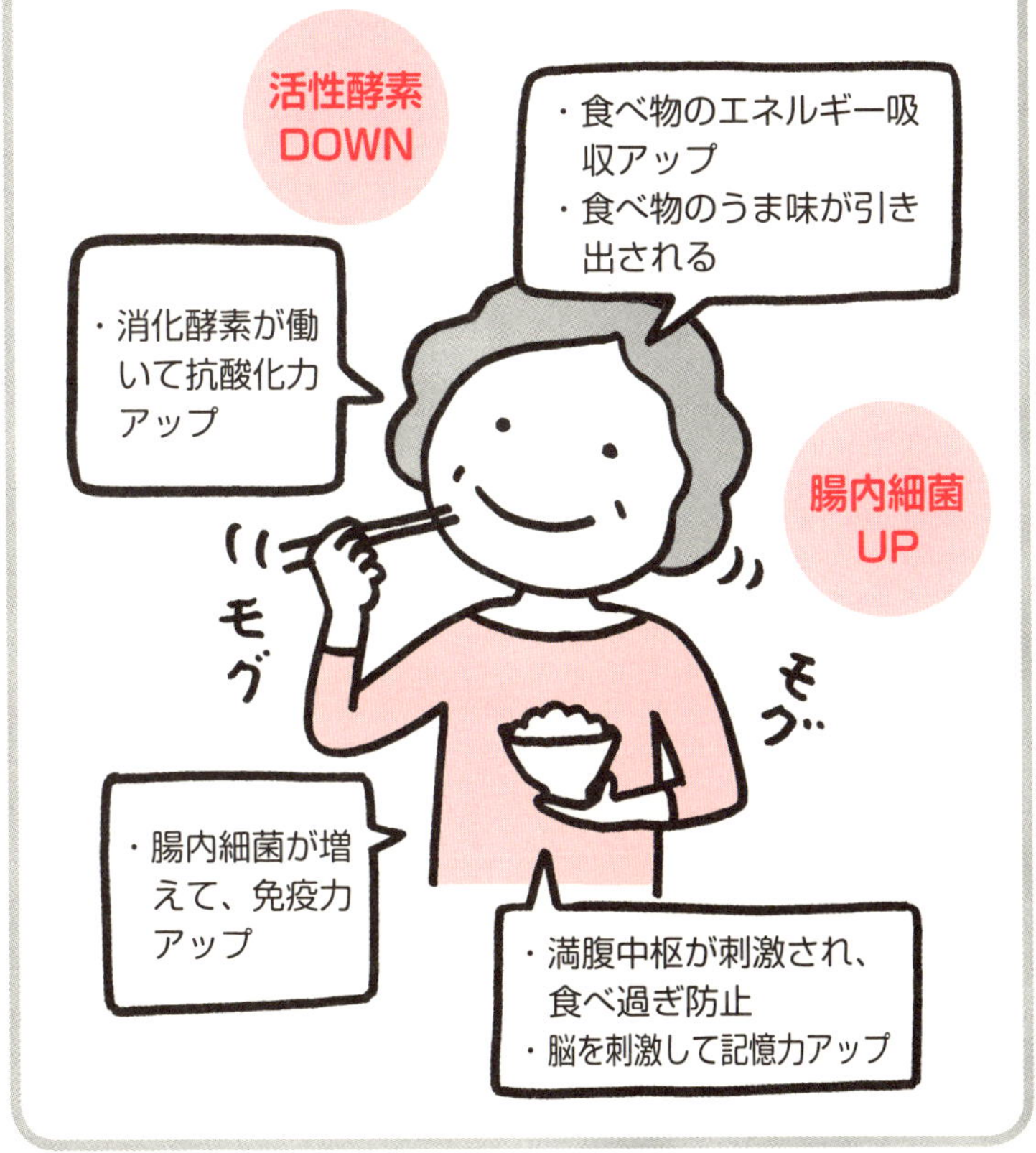
活性酵素 DOWN
・食べ物のエネルギー吸収アップ
・食べ物のうま味が引き出される
・消化酵素が働いて抗酸化力アップ
腸内細菌 UP
モグ
モグ
・腸内細菌が増えて、免疫力アップ
・満腹中枢が刺激され、食べ過ぎ防止
・脳を刺激して記憶力アップ

お酒に対する強さ調べてみませんか

東大式A LDH 2表現型スクリーニングテスト浅香昭雄、山田一朗「臨床精神医学（1987年）」など

こんな症状	ありますか		例	採点
顔が赤くなる	いつもでる	−10.04		
	時々でる	5.22	→ 5.22	
	でない	8.95		
顔以外の部分が赤くなる	いつもでる	−0.43		
	時々でる	−2.98		
	でない	1.20	→ -2.98	
かゆくなる	いつもでる	3.37		
	時々でる	3.89		
	でない	0.38	→ 0.38	
ねむくなる	いつもでる	−0.58		
	時々でる	−1.27		
	でない	0.25	→ 0.25	
めまいがする	いつもでる	0.31		
	時々でる	0.36	→ 0.36	
	でない	−1.03		
不安になる	いつもでる	0.00		
	時々でる	−4.11		
	でない	−0.10	→ 0.10	
頭が痛くなる	いつもでる	−0.79		
	時々でる	0.07		
	でない	0.01	→ 0.01	
頭の中が打つように感じる	いつもでる	0.83		
	時々でる	0.62		
	でない	−0.24	→ -0.24	
汗をかく	いつもでる	0.83		
	時々でる	1.43		
	でない	−0.44	→ 1.43	
心臓がドキドキする	いつもでる	−1.88		
	時々でる	0.04		
	でない	0.26	→ 0.04	
吐気がする	いつもでる	−10.07		
	時々でる	0.19		
	でない	0.03	→ 0.03	
寒気がする	いつもでる	8.15		
	時々でる	−2.42		
	でない	0.14	→ 0.14	
息が苦しくなる	いつもでる	−4.34		
	時々でる	2.69		
	でない	−0.19		
合計		4.55	→ -0.19	

合計の数値が⊕《プラス》になるとお酒に強い体質、⊖《マイナス》になるとお酒に弱い体質

3章

不健康な腸

マンガタイトルは　腸悪《ちょうあく》学園　悪玉習慣

●腸《ちょう》悪《あく》学園　悪玉習慣●

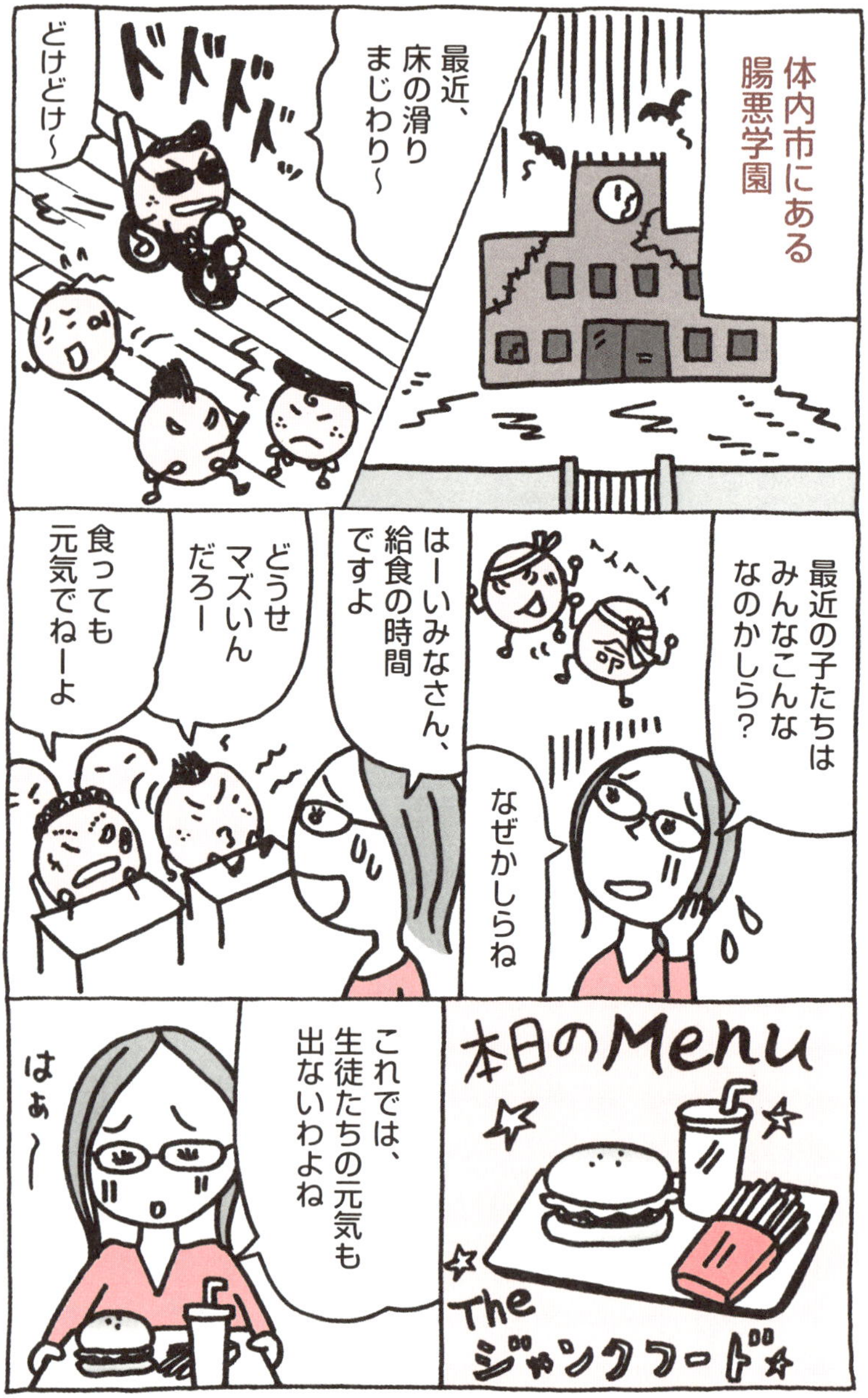

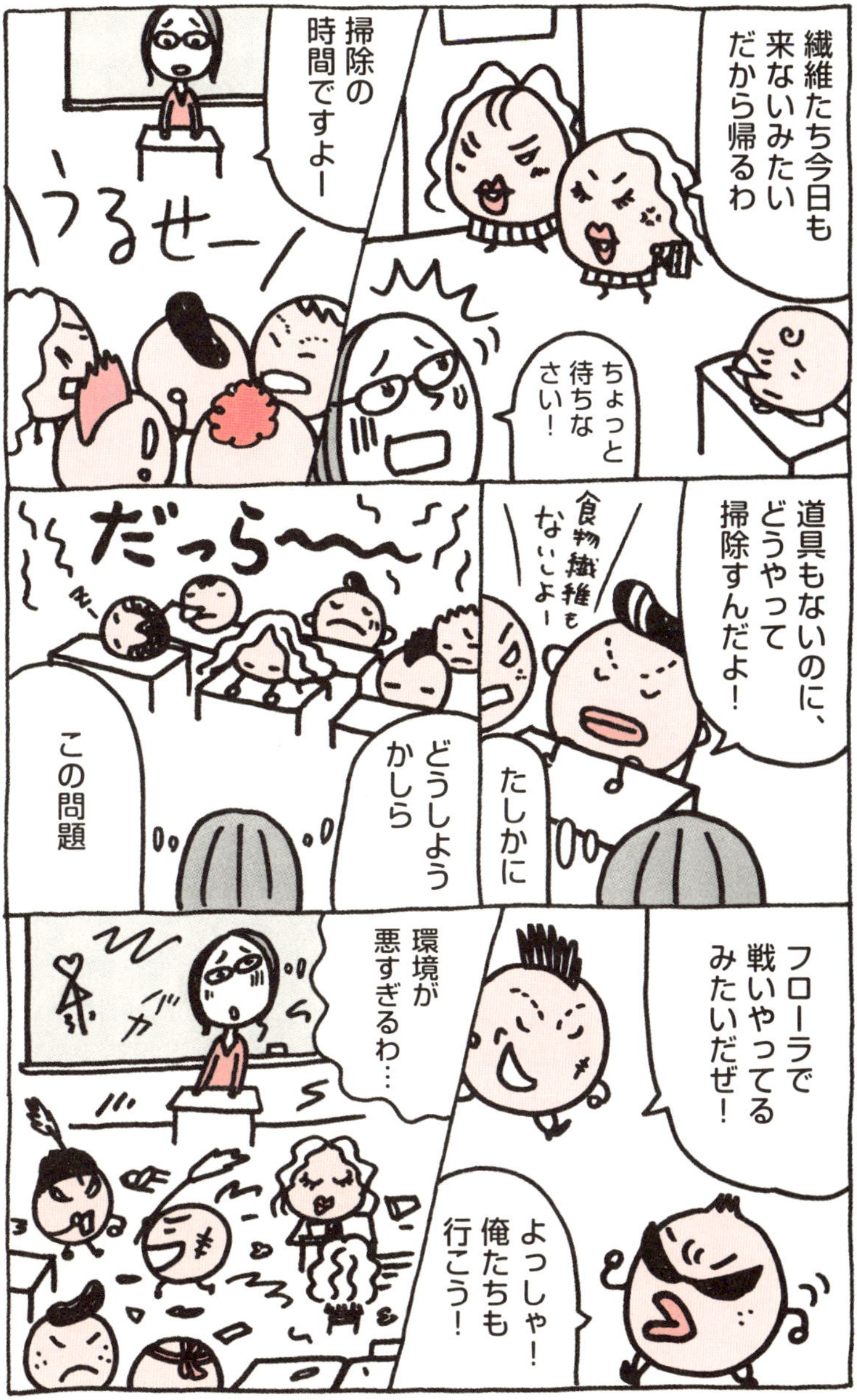
繊維たち今日も来ないみたいだから帰るわ
ちょっと待ちなさい！
掃除の時間ですよー
うるせーー
道具もないのに、どうやって掃除すんだよ！
食物繊維もないしよー
たしかに
だっら〜
どうしようかしら
この問題
フローラで戦いやってるみたいだぜ！
よっしゃ！俺たちも行こう！
環境が悪すぎるわ…

不健康な腸

赤ちゃんの免疫力を高めることが大切

赤ちゃんは無菌状態で子宮から押し出され、膣内をくぐって誕生しますが、このとき母体の膣液、排泄物などが体について細菌類が増殖します。そして母乳を飲むたびに赤ちゃんの腸内には細菌が増えていきます。しかし、帝王切開で産まれたり、粉ミルクで育った赤ちゃんは極端に細菌の数が減ります。また抗生物質の投与によっても、腸内細菌は激減してしまいます。

ヒトは子宮の中では無菌状態ですが産道を通って、いったん外界に出ると無菌状態では生きていけません。口から入る病原体から身を守るために、腸内細菌の働きが不可欠だからです。そのため産道で腸内細菌を取り入れるのです。**私たちが元気に強く生きていけるように進化したのは、ひとえに腸内細菌が強固な免疫力を持ったおかげといえます。**しかし近年のキレイ過ぎる社会の中で、赤ちゃんが菌に接する機会が減ってきています。アトピーや花粉症、気管支ぜんそく、食物アレルギーの子どもたちが増えたのは、このキレイ過ぎる社会で、赤ちゃんの腸内細菌が減ったことが原因ではないかと考えています。

ここを腸Check!

- 帝王切開、粉ミルクの赤ちゃんは腸内細菌が少ない
- ヒトは無菌状態では生きていけない
- アトピーやぜんそくの原因はキレイ過ぎる社会環境?!

赤ちゃんが細菌をもつ過程

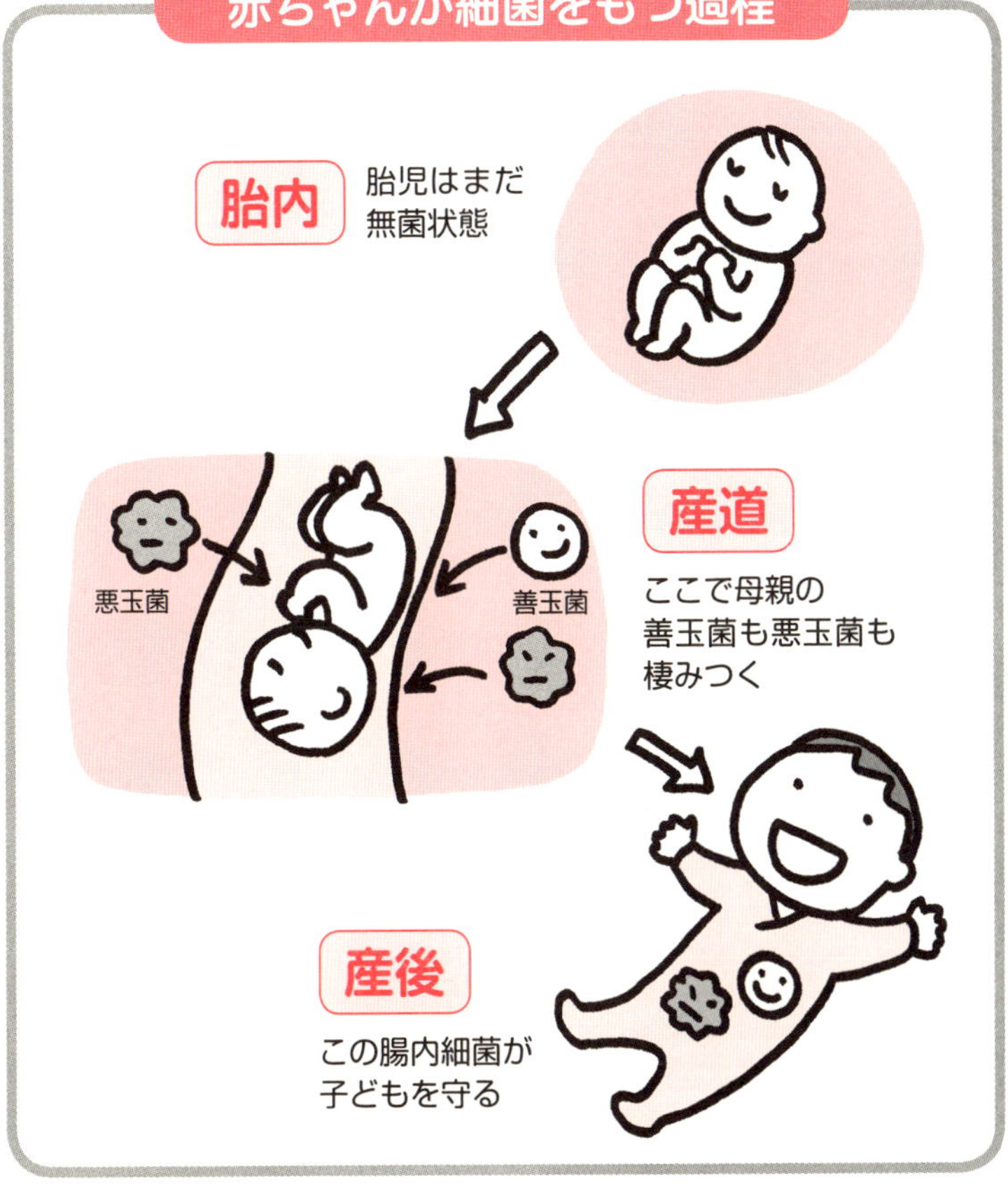
胎内
胎児はまだ
無菌状態
悪玉菌
善玉菌
産道
ここで母親の
善玉菌も悪玉菌も
棲みつく
産後
この腸内細菌が
子どもを守る

不健康な腸

腸内細菌はなぜ免疫機構に排除されないか

かつて私たち日本人の腸内には回虫などの大きな寄生虫が棲んでいました。人間にとって大きな異物である回虫を、腸などの免疫機構が排除しなかったのはなぜなのでしょうか。近年の研究よると、回虫はヒトの精密な免疫機構の攻撃を回避しながら、逆に免疫機構に刺激を与え、強化していることがわかりました。回虫も腸内細菌も悪さだけをする存在ではなかったのです。

免疫機構とは『自己（たとえば白血球やリンパ球）と非自己（がん細胞やウイルス）を認識する』機関であるとされてきました。非自己だと認識された場合、攻撃の対象になります。しかし、数百種類の細菌が仲良く共生している腸内細菌の場合は、これが当てはまりません。最近の免疫学では『非自己が自己にとって安全かどうか、という価値的な判断をしているのではないか』と考えられています。この説をデンジャーセオリーと呼んでいます。**安全だと判断されると、細菌は排除されず共生することができるのです。**その最終判断は抗原提示細胞が行っています。

ここを腸Check!

- □ 回虫は免疫機構を強化していた！
- □ 細菌は自分以外をすべて攻撃しているわけではない
- □ 安全だと判断すれば、共生する

腸管腔の働き

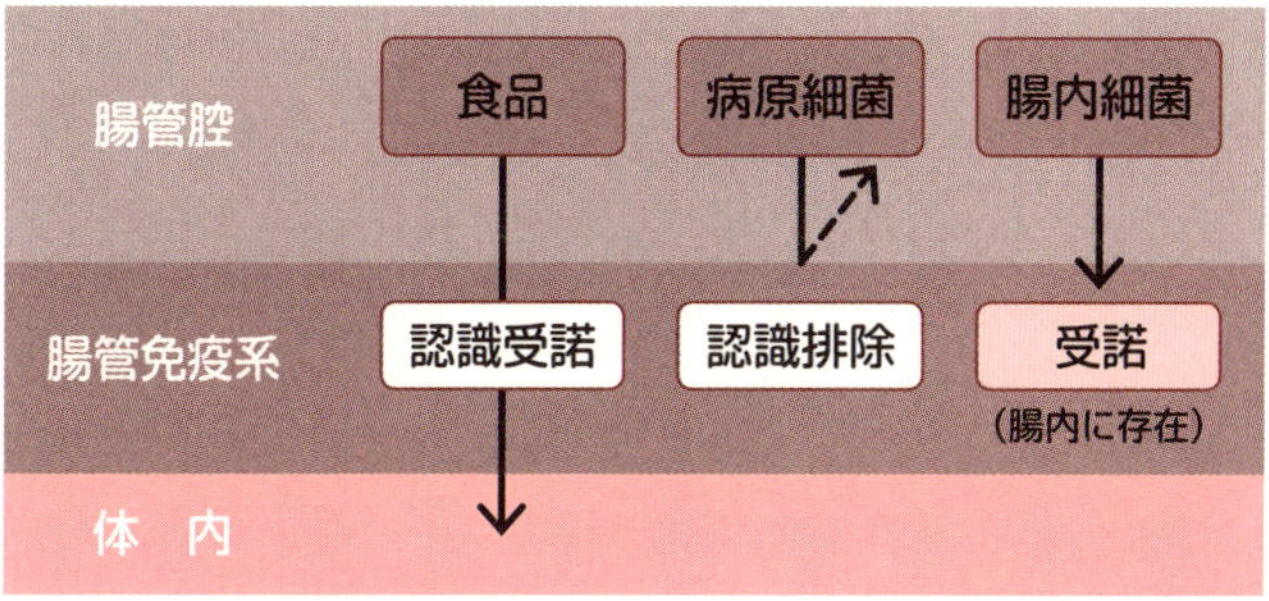

デンジャーセオリーのしくみ

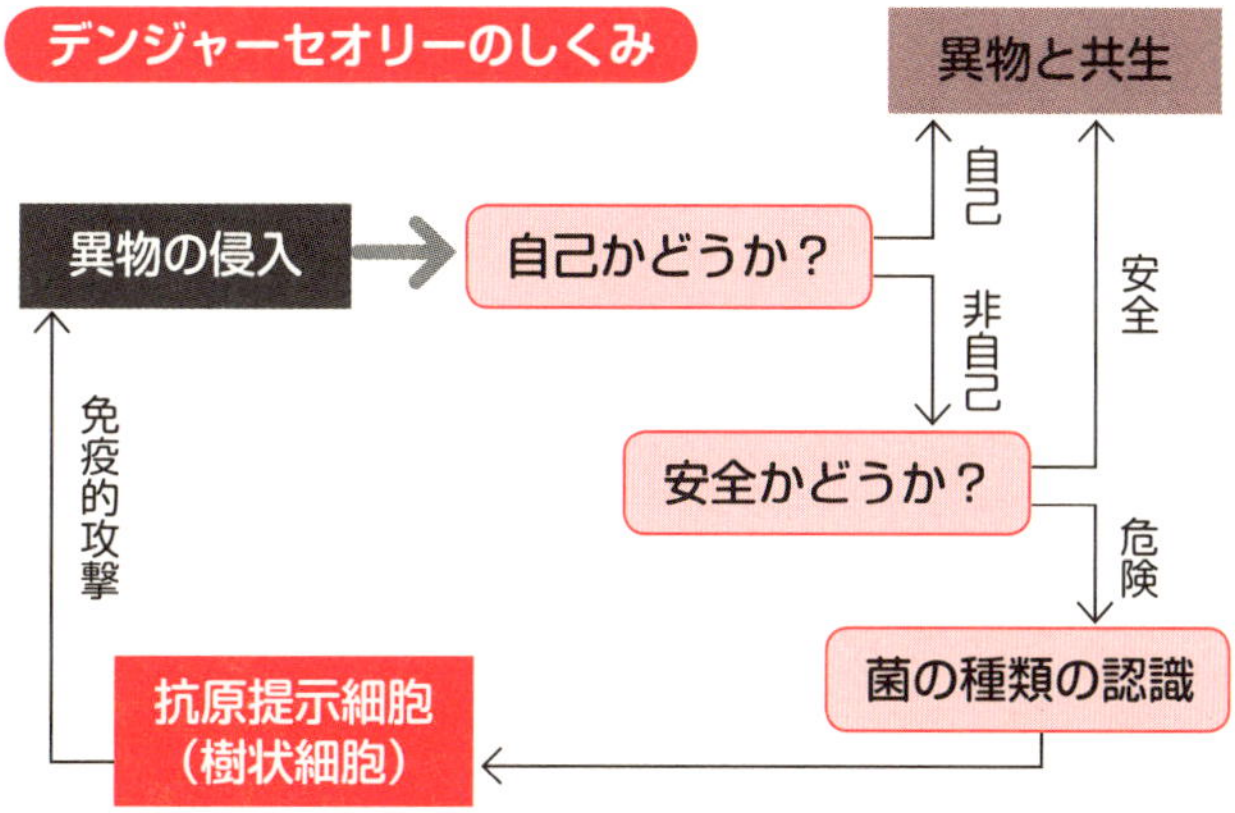

不健康な腸

悪玉菌も腸内には必要な存在

私たちの腸内細菌の約1割は悪玉菌と呼ばれる細菌たちです。「悪」なのに、どうして免疫機構に排除されないのでしょうか。**それは私たちの体に良いこともしてくれているからです。**大腸菌はO-157などの病原体が侵入すると、いち早く見つけて攻撃します。また細胞の壁をつくっているセルロースを分解してビタミンをつくる働きもします。ときどき病原性を発揮するバクテロイデスも、侵入してきた病原菌を排除したり、免疫機構に刺激を与え、活性化していると考えられています。

私たちの腸内に乳酸菌やビフィズス菌などの善玉菌だけがあっても、腸の機能は正常に働きません。いろいろな細菌から刺激を受けてこそ、強い免疫力を発揮するのです。仲良しグループだけでは強く成長して行くことができないのは、人間社会と同じなのではないでしょうか。ただ、悪玉菌は増えすぎると老化を早める有害物質をつくったり、腐敗菌を増やして、腸内に炎症を発生（ポリープや大腸がんのもと）させたりします。多すぎてもいけないのです。

ここを腸Check!

- 大腸菌は病原体を攻撃する番人
- 悪玉菌は善玉菌に刺激を与え活性化する
- 仲良しグループだけでは強い菌になれない

悪玉菌とはどんなもの

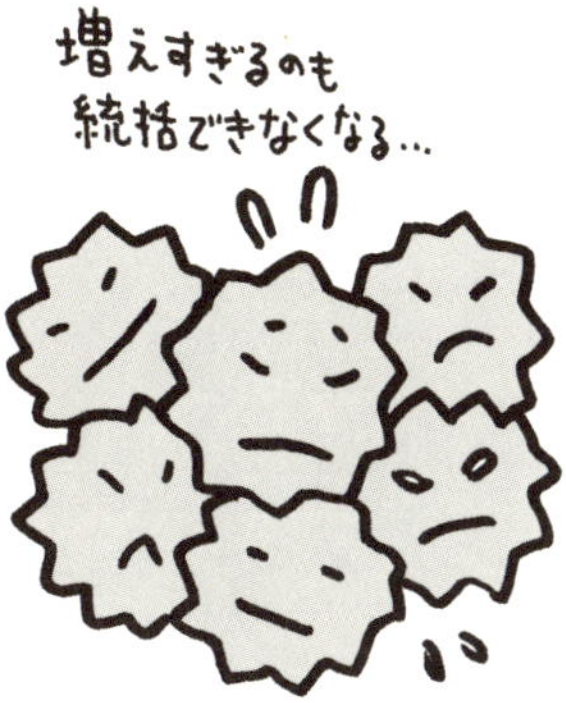

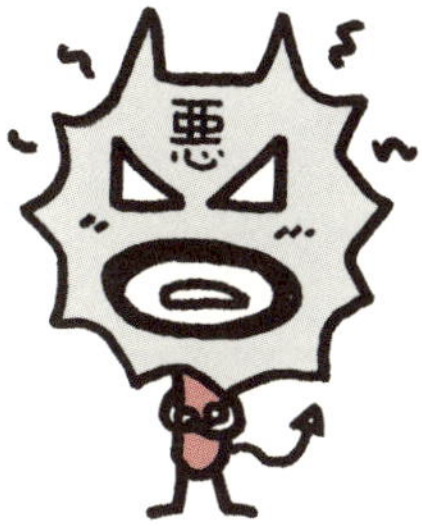

悪玉菌

本当は良い菌も増えすぎると悪さをする

代表菌
- ウェルシュ菌
- ブドウ球菌

病原菌

俺たちゃ、本当の悪だぜぇ

代表菌
- O-157
- ノロウイルス

不健康な腸

腸内環境悪化がうつ病増加の原因!?

日本人のうつ病患者は2008年で100万人を越え、しかも患者の二人に一人は再発し、三人に一人は薬が効かないといわれています。かつてうつ病は「こころの風邪」といわれ、薬を飲んで休息をとれば治るものとされていました。しかし、うつ病が薬では治せないことは、数字を見れば明らかです。

これほどまで日本人にこころの病が蔓延してしまったのは、腸内細菌が減ってきたことが原因ではないかと私は考えています。**うつ病は脳内伝達物質・セロトニンが減少すると発症します。**セロトニンはアミノ酸の一種であり、タンパク質に含まれるトリプトファンを摂らないと体内で合成できません。

しかし、食事や投薬からどんなにトリプトファンを摂っても、腸内環境が良くなければセロトニンは増えません。なぜなら、セロトニンの前駆体をつくっているのが腸内細菌だからです。こころの病を治すには、食生活を改善して腸内環境を良好にすることが何より先決なのです。

ここを腸Check!

- □ うつ病は３人に１人は薬が効かない
- □ セロトニンは腸が元気でないとつくれない
- □ 腸内細菌の元気はこころの元気をつくり出す

脳内伝達物質とは

アミノ酸からつくられる脳内伝達物質

凡例：必須アミノ酸（ピンク）／脳内伝達物質（グレー）

- トリプトファン → 5-ヒドロキシトリプトファン → セロトニン → メラトニン
- フェニルアラニン → チロシン → L-ドーパ → ドーパミン → ノルアドレナリン → アドレナリン
- メチオニン → システィン → タウリン → ギャバ
- ヒスチジン → ヒスタミン
- グルタミン → ギャバ

アミノ酸の摂取だけでは脳内伝達物質は増やせない

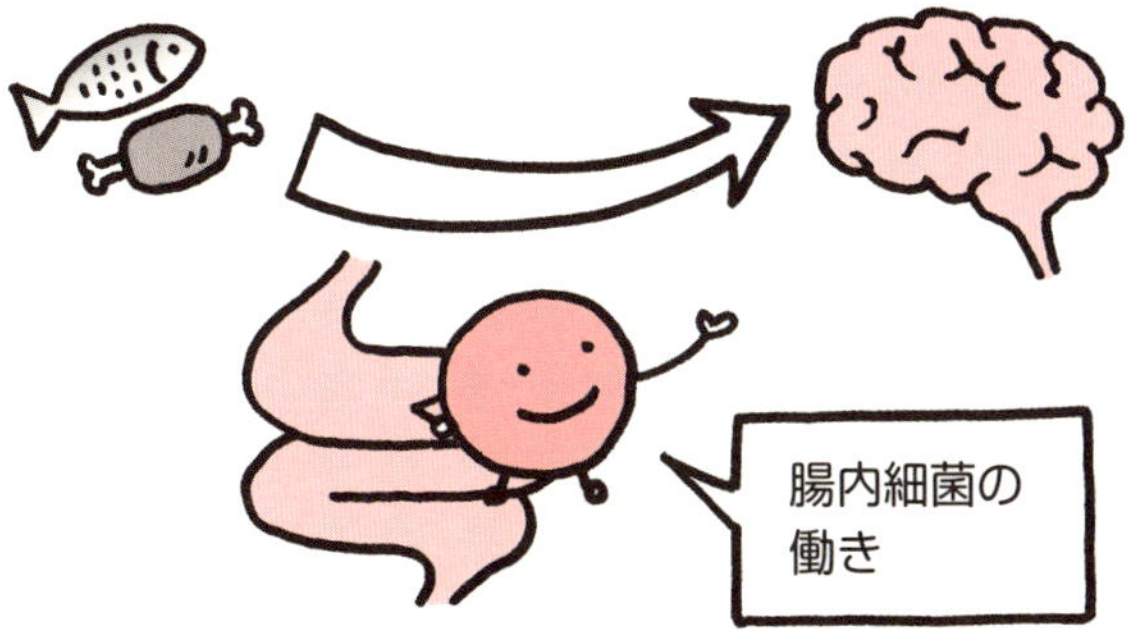

自然免疫・NK細胞はストレスに弱い

一章でも紹介した通り私たちの体には自然免疫という力が、生まれながらに備わっています。これは細菌やウイルスなどの病原体が侵入した際、速やかに撃退する防御システムで、白血球の一種である**中好球やマクロファージ、さらにNK（ナチュラルキラー）細胞などがその役割を担っています。**自然免疫はすべての人が持っているものの、その強さは人それぞれで、幼い頃には弱く、成長とともに強化されていきますが、高齢になると低下します。幼児や老人が病気になりやすいのもそのためです。

自然免疫の中でNK細胞はその名の通り、殺し屋細胞。攻撃を一手に引き受けている中心的存在です。しかしNK細胞は他の免疫担当細胞とは異なり、日常生活のちょっとした変化で活性化したり、衰退化することがわかってきました。例えば、笑ったり、運動したり、自然にふれあうとNK細胞は活性化します。逆に悲しい、辛いなどのストレスがかかると弱まってしまいます。ストレスの多い人は自然免疫力が弱まっているので、風邪にかかりやすくなったり体調不良を起こしやすいので注意しましょう。

ここを腸Check!

- □ 自然免疫は生まれながらに備わっている
- □ NK細胞はストレスを感じると衰退化する
- □ プラス思考でNK細胞を増やそう！

免疫細胞の研究結果

ストレス度合いによるNK細胞活性の低下

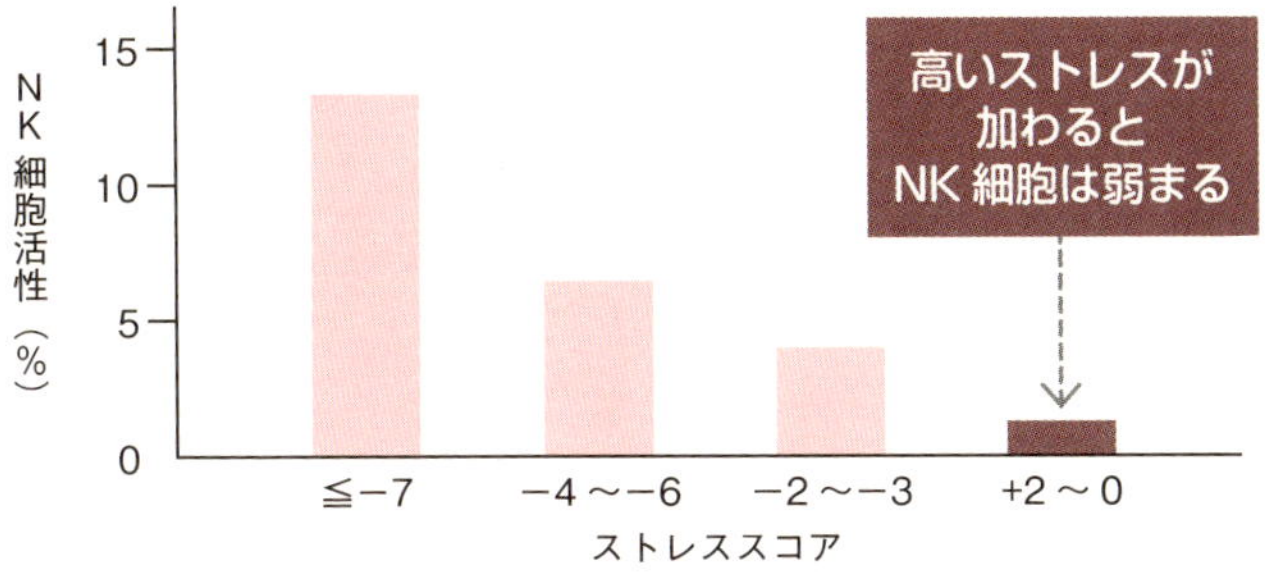

医学部学生を対象にした測定結果

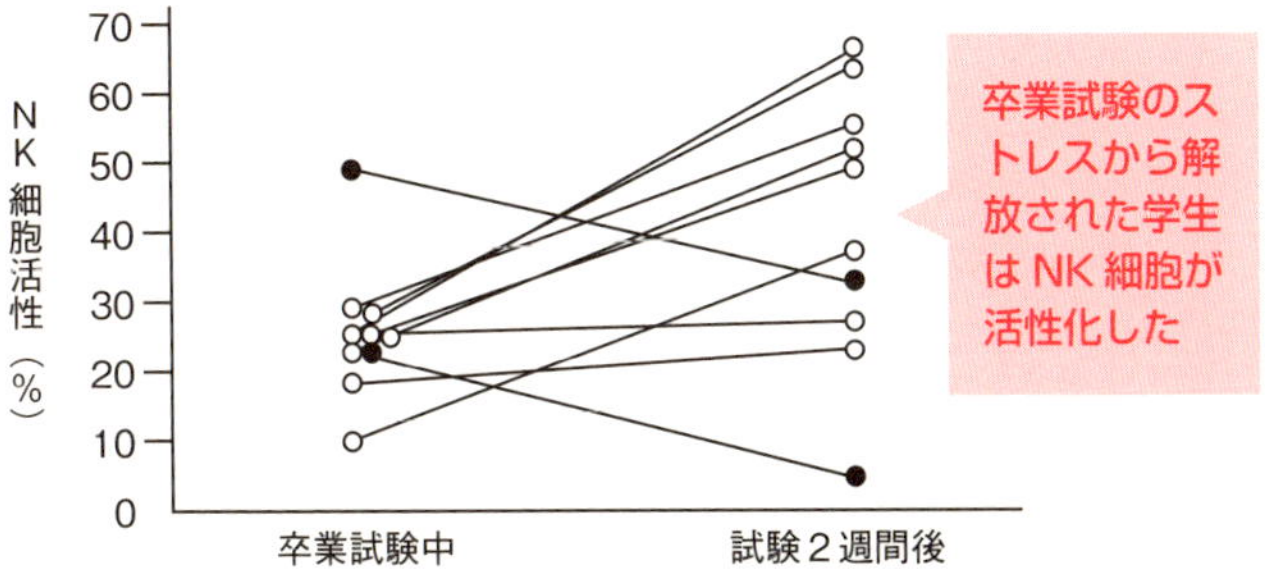

（出典：免疫力をアップする科学）

不健康な腸

ストレスから解放されると腸は活発になる

人は不安や緊張などのストレスにさらされると、腸内細菌のバランスが崩れることがわかってきました。アメリカ航空宇宙局（ＮＡＳＡ）のホールデマン博士が宇宙飛行士と腸内細菌の関係を調べたところ、極度の不安と緊張状態にあるとき、飛行士たちの腸内には悪玉菌が増加していました。また阪神・淡路大震災後、被災者の糞便中にカンジタやシュードモナス菌などの悪玉菌が増加していたことも報告されています。

ストレスを受けると、なぜ悪玉菌が増えるのでしょうか。人はストレスを受けると消化管の一部で神経伝達物質のカテコラミンという物質を放出します。これによって大腸菌の働きが活発になり、ますます悪玉菌が優位になってしまうのです。後にノルアドレナリン系となり交感神経を刺激します。

最近、精神的なストレスから便秘や下痢をくり返す『過敏性腸症候群』（通称ＩＢＳ）にかかる人が急増しています。**これはストレスが原因で自律神経が乱れ、便通異常を招いているのです。**腸はとてもストレスに弱い臓器なのです。

ここを腸Check!

- □ 極度のストレス状態は腸内細菌のバランスを壊す
- □ ストレスを受けると腸内で悪玉菌が増える
- □ 過敏性腸症候群（通称 IBS）もストレスが原因

ストレスと腸の関係

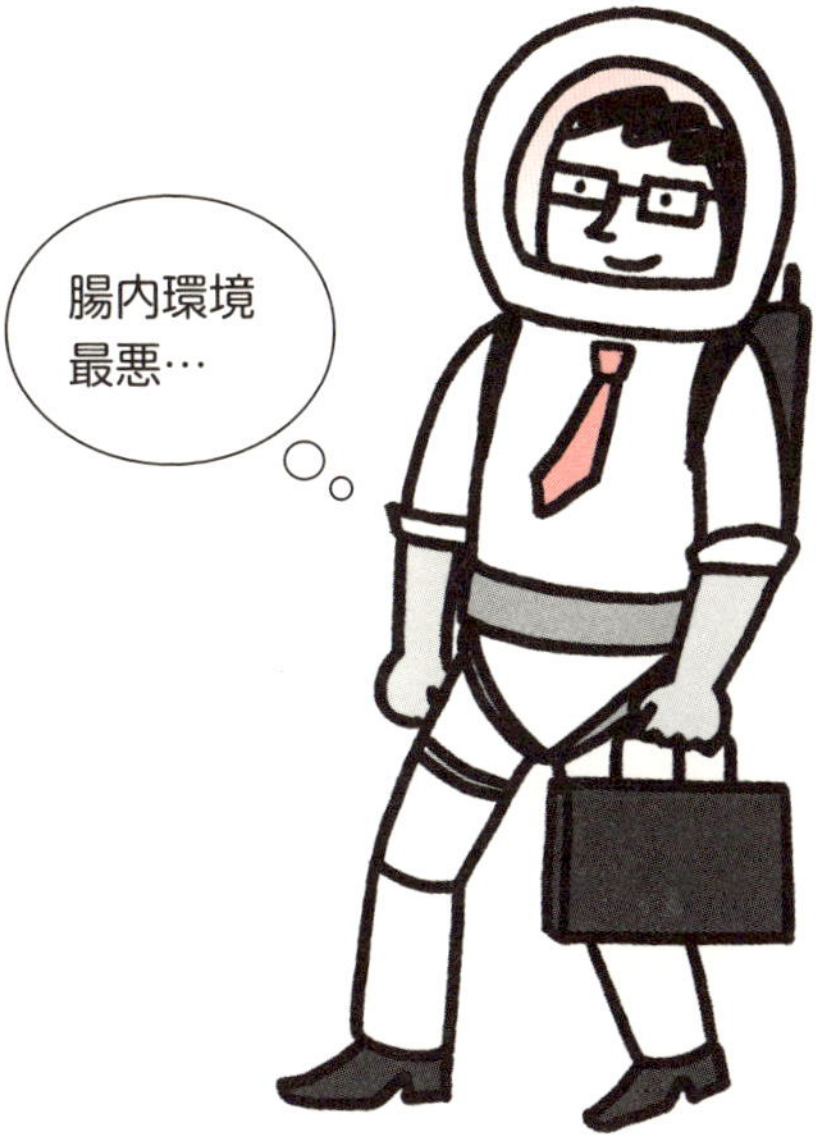

ストレス状態にある
サラリーマンの腸内では…

➡自律神経の乱れから
下痢と便秘をくり返し、
腸内環境が悪化

緊張状態にある
宇宙飛行士の腸内では…

➡悪玉菌が
優位になっている

不健康な
腸

不健康な腸にはシンバイオティクス

ストレスなどによって破壊されやすい**腸内細菌を「生きた細菌類」を用いて正しい環境に戻していくことをプロバイオティクスといいます。**しかし、生きた乳酸菌やビフィズス菌が入ったヨーグルトや乳酸菌飲料を飲み続けても、それらの菌がそのまま腸に棲みつくわけではなく、90パーセント近くの菌が胃酸によって死んでしまいます。それでも細菌類が分布していた溶液が腸に届くと、腸にいる乳酸菌やビフィズス菌などの善玉菌のエサになり腸が活性化するのです。

生きた細菌だけでなく、善玉菌のエサになる物質を取り込むプレバイオティクスも大切です。これはオリゴ糖や糖アルコール、水溶性食物繊維を摂って、善玉菌を増やす試みです。プロバイオティクスとプレバイオティクスを組み合わせた、**シンバイオティクス**も盛んに行われるようになってきました。オリゴ糖は熱や酸に強く、腸まで到達されやすい特性を持っています。オリゴ糖を飲みはじめると2週間後にはビフィズス菌の量が2.5倍に増えました。

ここを腸Check!

- □ 生きた乳酸菌を摂るプロバイオティクス
- □ 善玉菌のエサを摂るプレバイオティクス
- □ オリゴ糖を摂ると2週間でビフィズス菌が2.5倍！

シンバイオティクスとは

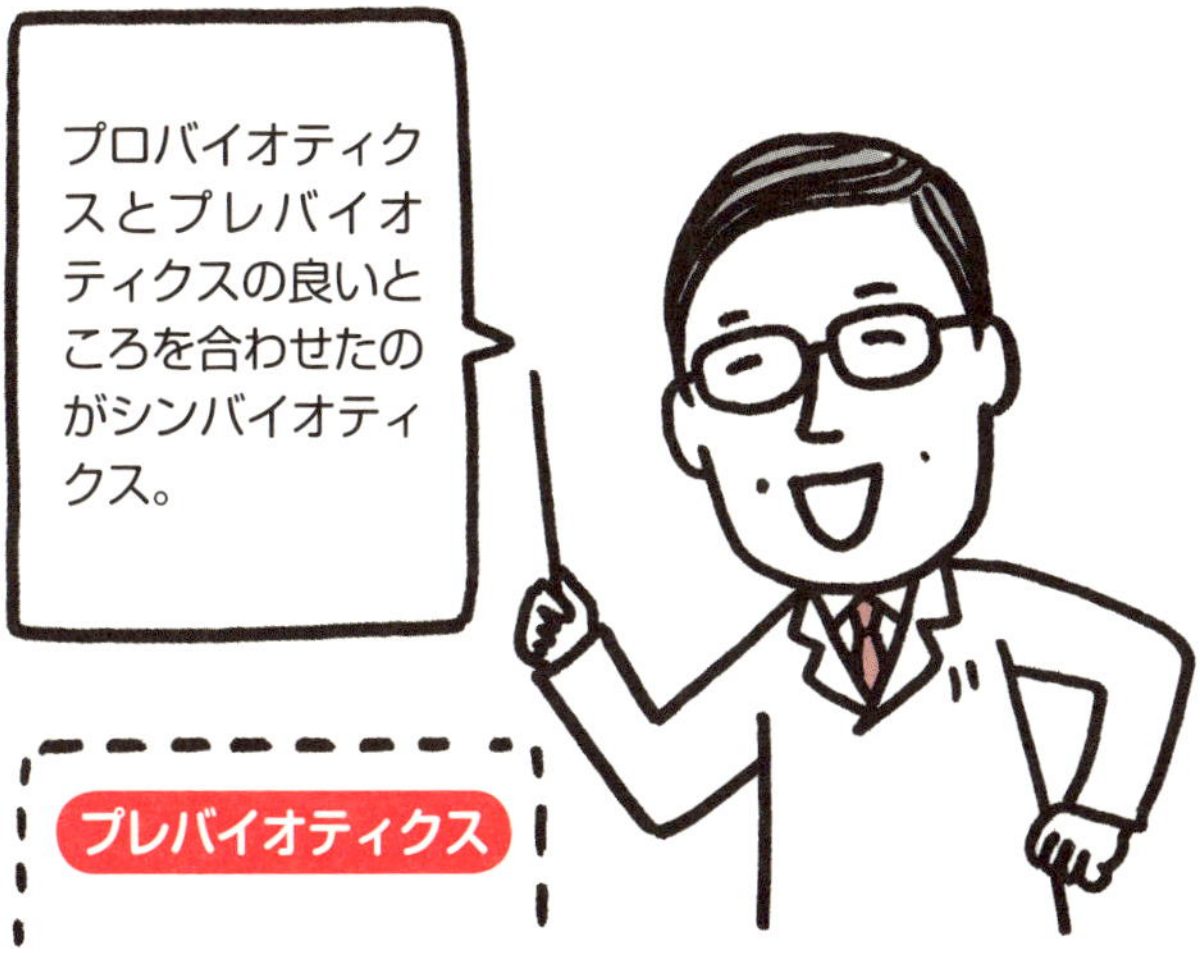
プロバイオティクスとプレバイオティクスの良いところを合わせたのがシンバイオティクス。

プレバイオティクス

・オリゴ糖
・糖アルコール
・水溶性繊維
・プロピオン酸菌、乳清発酵物

プロバイオティクス

・乳酸菌
・ビフィズス菌

不健康な腸

日本人の8割は便秘

日本人の糞便量が減ってきていることはお話ししましたが、便の量が減っているだけでなく、便秘や下痢などの排便障害があって、良い状態のうんちを出せていない人は日本人の約8割にも及ぶというデータがあります。

急場をしのぐために便秘薬を用いるのは仕方のないことですが、それを続けるのはとても危険です。薬を飲み続けると腸はそれに反応して、正常に便をつくることをやめてしまいます。大切なのは人間の体内にある自然なサイクルを呼び覚ますことです。

食べ物は体内に入ると約12時間で消化され、便になって出てきます。腸の中のものがどんどん新しいものに入れ替えていくのが、正常な腸の状態です。ですから便秘を防いでくれる不溶性食物繊維や乳酸菌など腸内細菌のエサになるものを摂って、腸内環境を改善し、食べ物が巡りやすいサイクルを取り戻しましょう。運動やリラックスなど、副交感神経を優位にすることも大切です。また、毎日のリズムのなかで1日1回決まった時間に便器に座るようにするのもトレーニングです。

ここを腸Check!

- □ 排便障害のある日本人は約８割
- □ 便秘や下痢の薬を常用するのは危険
- □ 体の中にある自然なサイクルを呼び戻そう！

１日の流れ

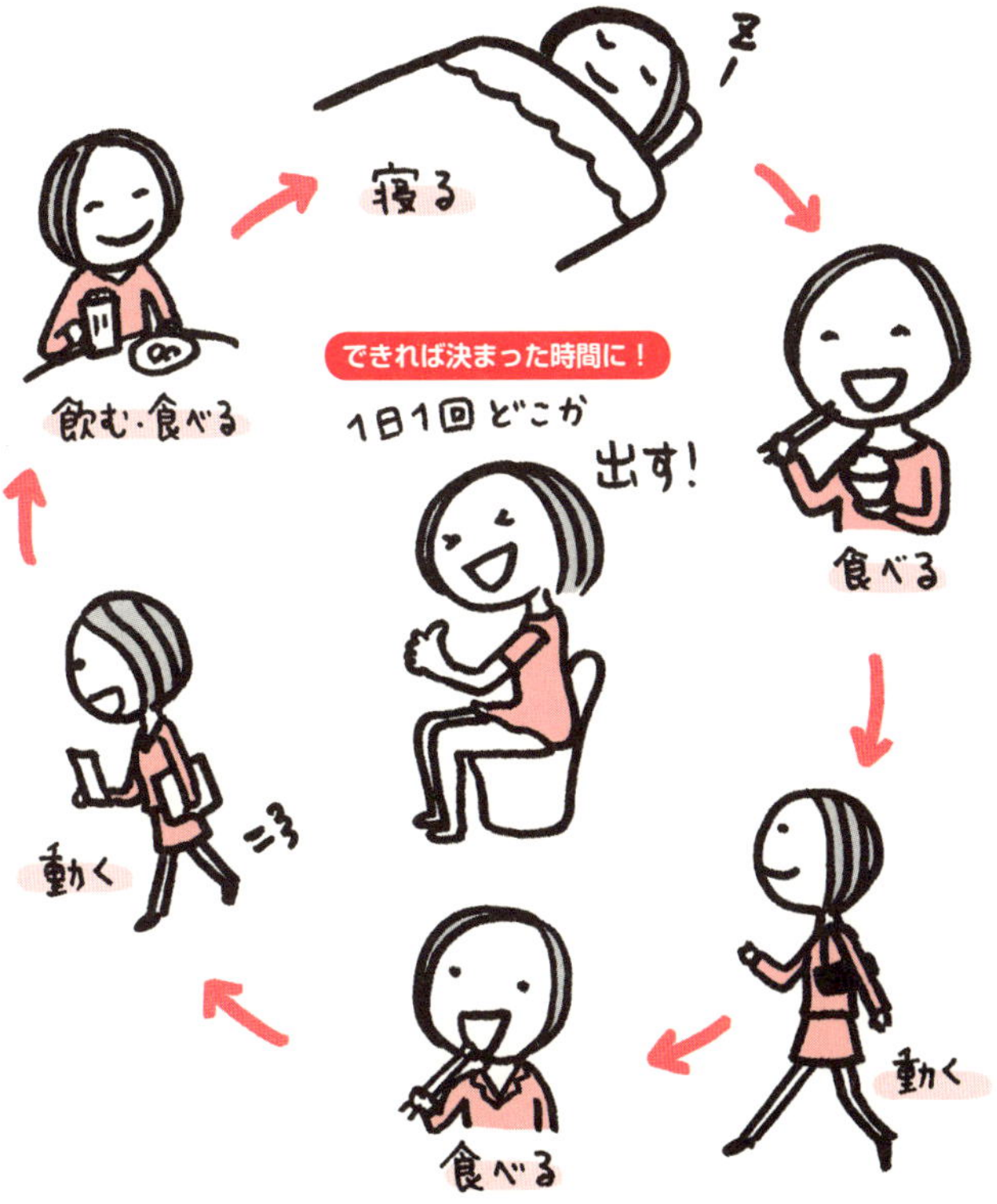

不健康な腸

保存料などの添加物は腸内細菌の敵

腸内細菌が喜ぶのはオリゴ糖や水溶性食物繊維、というお話はしましたが、逆に腸内細菌が嫌うものは何でしょうか。それは食品添加物です。代表的な食品添加物としてソルビン酸というものがあります。ハムやソーセージなどの肉加工品や、かまぼこなどの魚介練り製品、パンやケーキ、チーズ、ケチャップなどに幅広く添加されています。ソルビン酸はこれら食品の雑菌の繁殖を防ぎ、**保存期間を長くする（＝腐敗を遅らせる）ために加えられていますが、私はこれと同じことが人間の腸内でも起こると考えています。**

これにはさまざまな反論があり、食品添加物を多く摂っていると腸内細菌が減る、という科学的なデータも事実もまだありません。しかし、青山学院大学の福岡伸一教授の実験によると、食品を腐敗させている細菌を培養したシャーレにソルビン酸を加えると、まったく菌は増殖できませんでした。抗生物質を投与しても同じことが起こったのです。つまり、食べたものを腸内細菌で発酵させて吸収を良くしなければいけないのに、消化を妨げたともとれるのです。

ここを腸Check!

- ☐ ソルビン酸は練り製品や調味料にも入っている
- ☐ ソルビン酸は細菌を棲息できなくする
- ☐ 保存料や抗生物質は腸内細菌も殺してしまう ?!

抗生物質や保存料による細菌増殖阻害作用

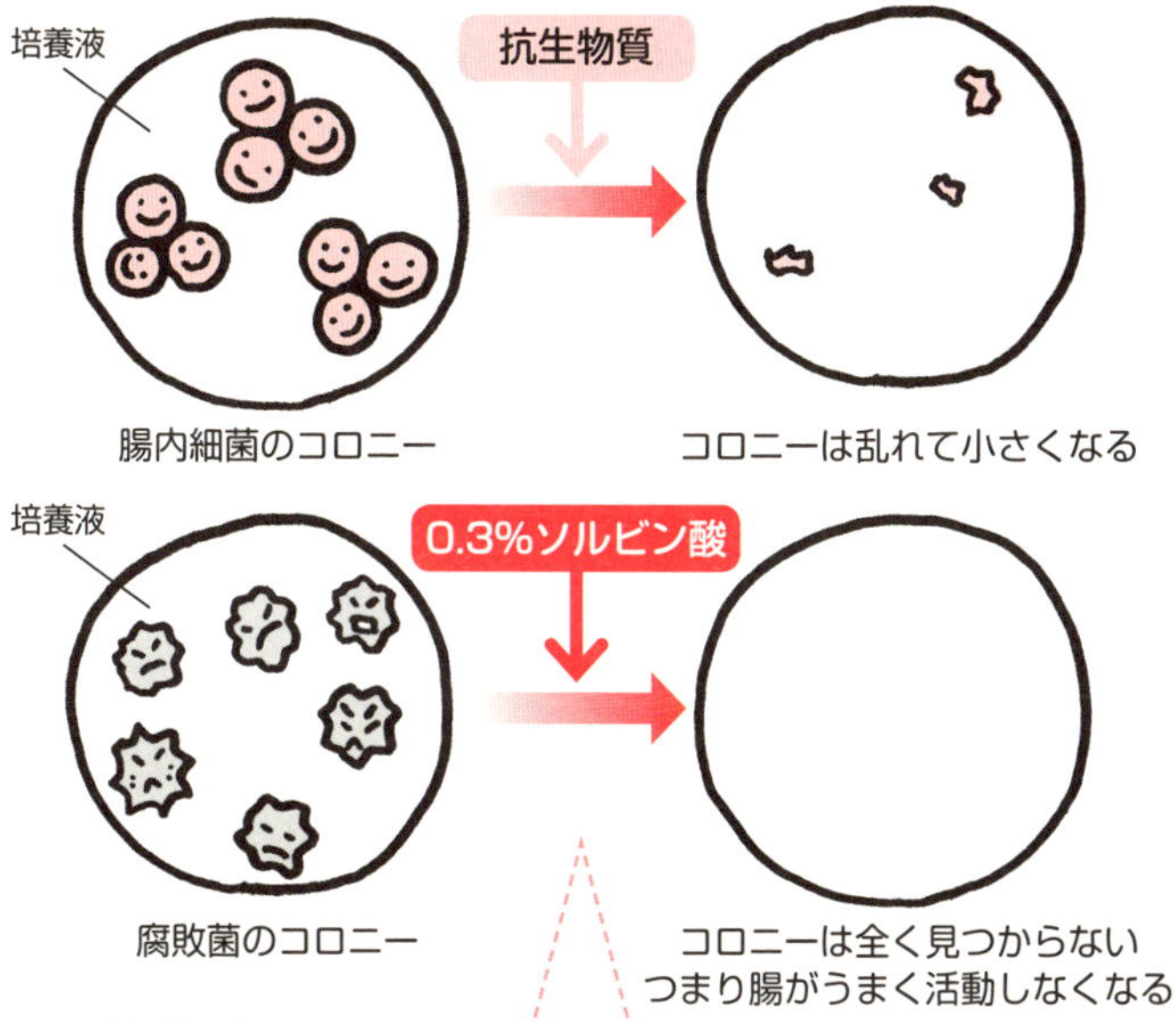

ソルビン酸の細菌阻害作用

1. 乳酸やリンゴ酸とソルビン酸の COOH の構造は同じ
2. 細菌が乳酸やリンゴ酸と間違ってオキゾロ酢酸へ変換する経路がストップする
3. 細菌が生育できなくなる

不健康な腸

糖分過剰な食生活がキレる若者をつくる

清涼飲料水の中にはどれぐらいの砂糖が入っているかご存知ですか。500ミリリットルのスポーツドリンクには25〜50グラム（小さじ5〜10杯分）の砂糖が入っています。缶コーヒーには45グラム、低糖タイプでも15グラム。ある中学校で、生徒たちが同じ容量の水に同量の砂糖を溶かして飲んだところ、全員が甘すぎて飲めない、という反応を示したそうです。ところが、ある種の食品添加物を加えると、甘さが消え、おいしい、また飲みたいと感じたそうです。私たちの回りの飲料やスナック菓子には砂糖があふれています。

日常的に砂糖を大量に摂っているとどうなるのでしょうか。

血液中には糖があふれ、それを分解するインスリンをつくるすい臓に多大な負担がかかります。このような状態をくり返しているとすい臓がうまく機能しなくなり、高血糖症を起こしてしまいます。これをくり返していると低血糖症にもなりやすくなります。すると今度は脳からアドレナリンが分泌され、気分が高揚して攻撃的になったり、イライラしてキレやすくなるというわけです。

ここを腸Check!

- □ 清涼飲料水、缶コーヒーなどはできるだけ飲まない
- □ 小腹がすいたときはおにぎりやフルーツが◎
- □ 食後2時間ほどで空腹を感じる人は要注意

低血糖状態にアドレナリンが分泌すると

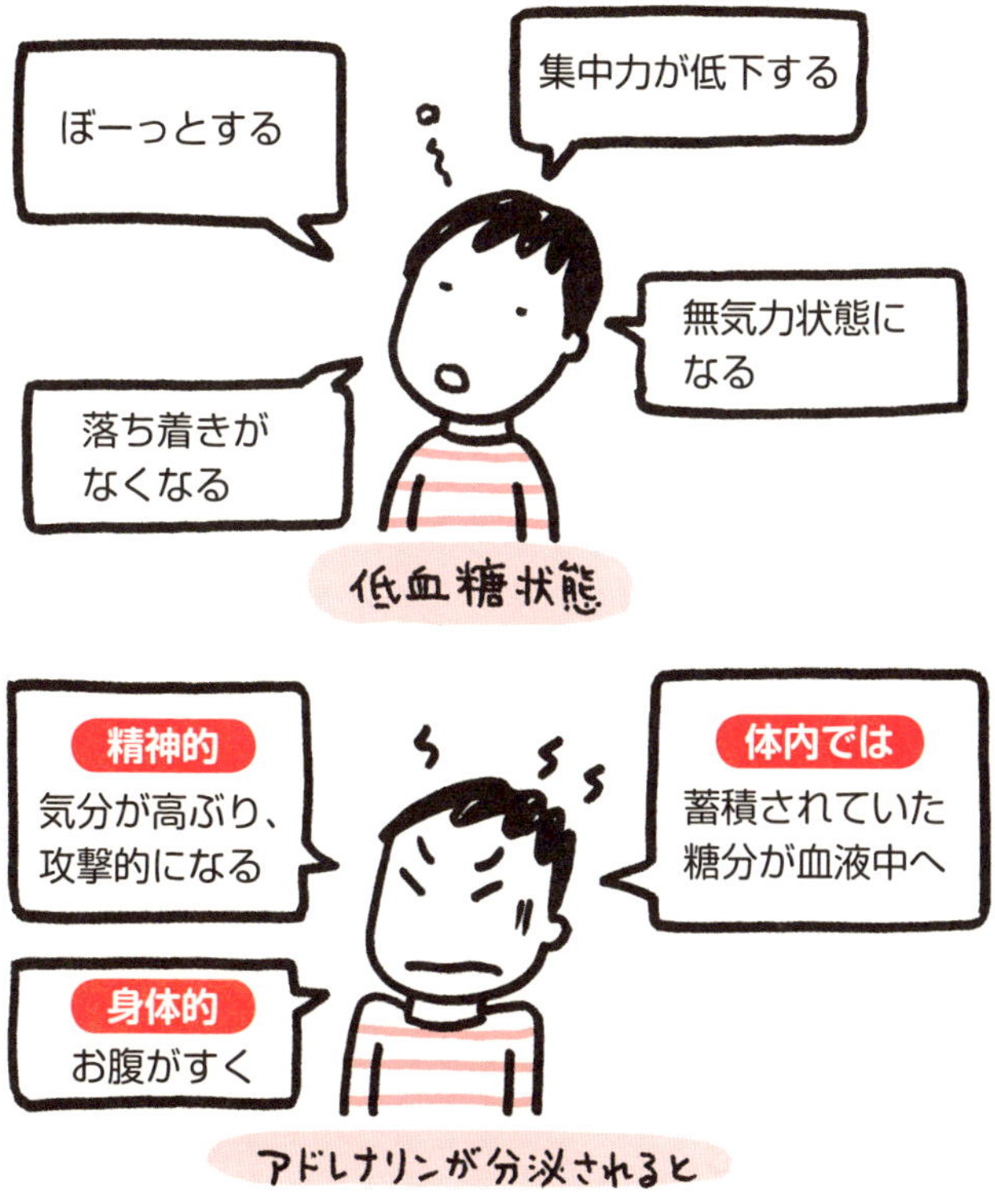
ぼーっとする
集中力が低下する
無気力状態になる
落ち着きがなくなる
低血糖状態
精神的
気分が高ぶり、攻撃的になる
体内では
蓄積されていた糖分が血液中へ
身体的
お腹がすく
アドレナリンが分泌されると

油は腸を汚くする!?

食用油は肉や野菜と同じ生鮮食品として時間が経つと酸化（＝腐敗）するため、本来は長く保存できないものです。しかし食品が大量生産されるようになり、油を腐らせないために精製するようになりました。その結果、ビタミンE、β-カロチン、レシチンなどのほとんどが取り除かれ、オメガ3系、6系の体に良い働きをする必須脂肪酸の多くが破壊され、トランス脂肪酸に変化したのです。

トランス脂肪酸の恐ろしいところは、人間の体内に入るとなかなか分解されないことにあります。分解や代謝に大変なエネルギーと時間を消費し、大量のビタミンやミネラルを消費します。さらに体に良い脂肪酸の機能を妨げるような働きをし、体内で活性酸素を発生させます。加えて細胞膜の構造や働きを不完全なものにするため、心臓病や糖尿病の原因をつくるという報告もあります。**さらにこのトランス脂肪酸の影響が一番心配されるのが脳です。**注意欠陥障害（ADD）や注意欠陥多動性障害（ADHD）、アルツハイマー病などの原因になるという報告もあります。

ここを腸Check!

- ☐ ファーストフード、コンビニ弁当は避ける
- ☐ 市販のドーナツ、菓子パンなども要注意
- ☐ 市販のマヨネーズやドレッシングも要注意

トランス脂肪酸の多い食事例

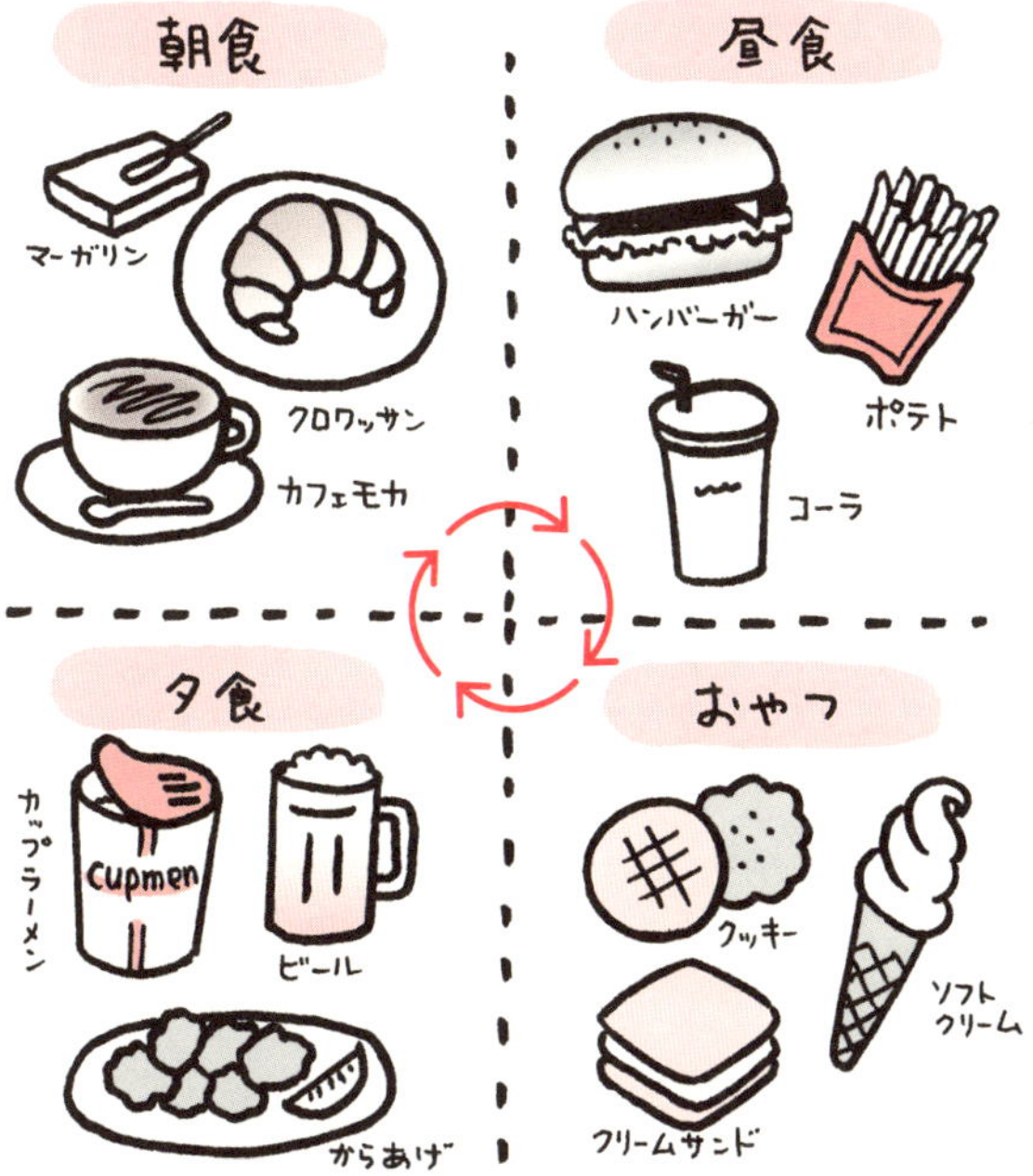

このような食事を続けていると

➡動脈硬化、心臓疾患、がん、免疫機能低下、認知症、不妊、アレルギー性疾患を招くことに

不健康な腸

腸の流れを詰まらせない油

脂質はダイエットの敵、できるだけゼロに近い方が良い、という考えは正しくありません。脂質はタンパク質、炭水化物に並ぶ三大栄養素の1つで、脳の正常な働きを助けたり、脂溶性ビタミンの運搬にも欠かせません。臓器、神経、骨を守ったり、体温を正常に整える役割もあります。油抜きの食生活をすると肌や髪がカサカサになって、便秘になるだけでなく、脳内のセロトニンの量が減ってうつ状態や暴力的になりやすいという報告もあります。

脂質は多すぎても少なすぎても良くありません。どうせ摂るならトランス脂肪酸のように体に悪い油ではなく、体に良い油を摂りましょう。**体に良い油の代表としては、青魚に含まれるDHA、EPA、シソ油やエゴマ油に多く含まれるα-リノレン酸などのオメガ3系脂肪酸**があげられます。次に有効なのは**菜種油、オリーブ油などに含まれるリノール酸などで、オメガ6系脂肪酸**の仲間です。いずれも血栓予防効果、血中の中性脂肪を下げる効果があり、アルツハイマー病の予防や、進行を遅らせるのに有効とされています。

ここを腸Check!

- □ 油ゼロの食生活はうつ症状を招く
- □ いわし、さば、さんまの油は体に良い
- □ ドレッシングはオリーブ油などで手づくりが◎

体に良い、オメガ３系脂肪酸＆オメガ６系脂肪酸

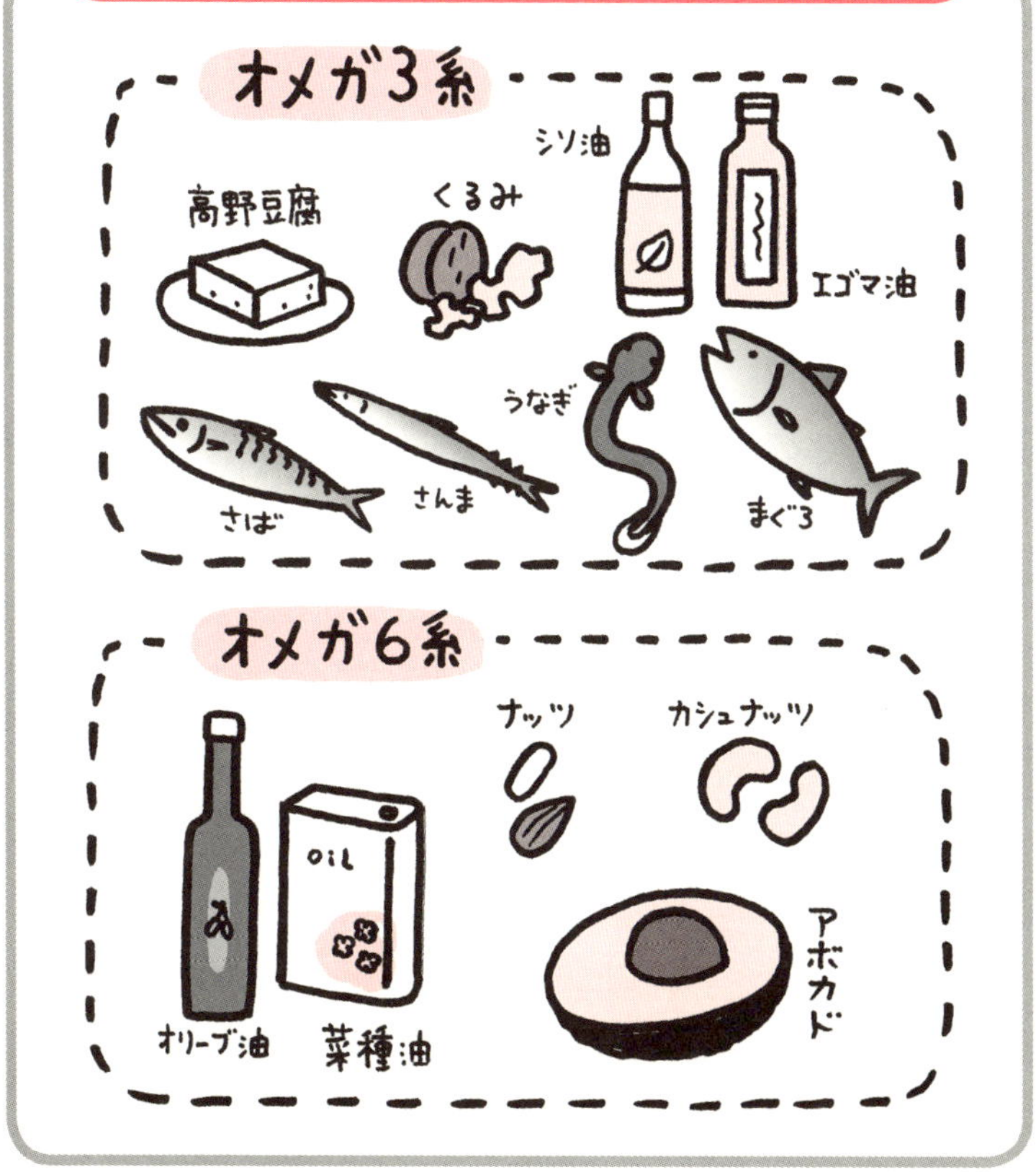
オメガ3系
高野豆腐
くるみ
シソ油
エゴマ油
うなぎ
さば
さんま
まぐろ
オメガ6系
ナッツ
カシュナッツ
OiL
オリーブ油
菜種油
アボカド

睾丸は
ラジエーターだった

私たちの体の体温はだいたい36度前後に保たれています。本編のなかで「ミトコンドリアエンジン」と「解糖エンジン」の２つが私たちの生活のなかで動き続けているとお話しました。そのなかでも、私たちの生命維持のために活躍する「解糖エンジン」と体温についてお話ししましょう。

解糖エンジンは生殖器や細胞活動を活発にします。この「解凍エンジン」は34～35度で活発になります。精子をつくる睾丸が、赤ちゃんのころは体内にありますが、年齢とともに袋に下りてくるのは、理にかなっている話なのです。体内にあっては、36度前後になってしまうところ、体の外に出すことで睾丸の袋はラジエーターの役目をし、体内温度よりも低い温度で生殖細胞を維持しています。

4章

年代別の腸

マンガタイトルは　元気な営業部のA子さんとダンディ部長

元気な営業部のA子さんとダンディ部長

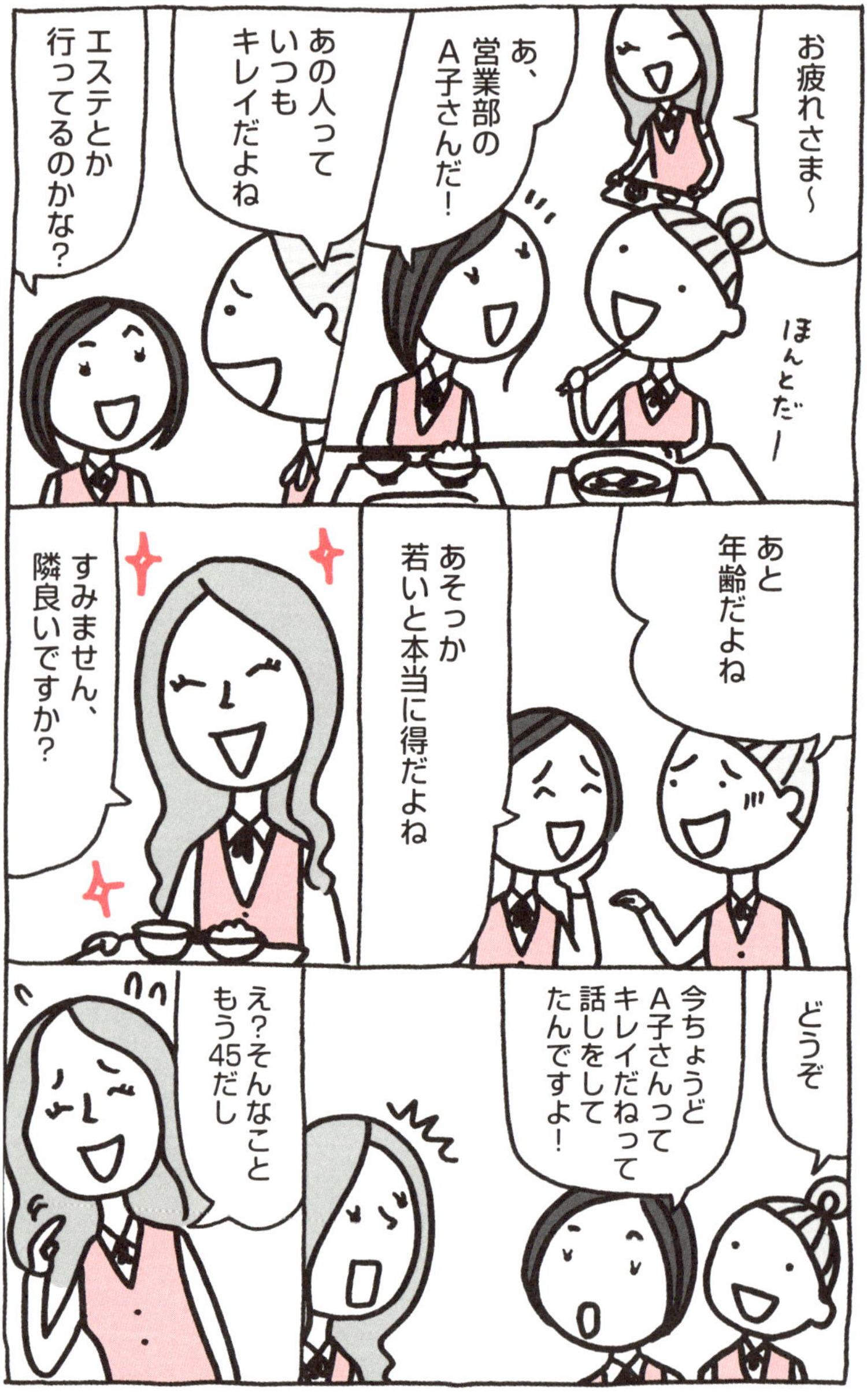
お疲れさま～
ほんとだー
あ、営業部のA子さんだ！
あの人っていつもキレイだよね
エステとか行ってるのかな？
あと年齢だよね
あそっか若いと本当に得だよね
すみません、隣良いですか？
どうぞ
今ちょうどA子さんってキレイだねって話しをしてたんですよ！
え？そんなこともう45だし

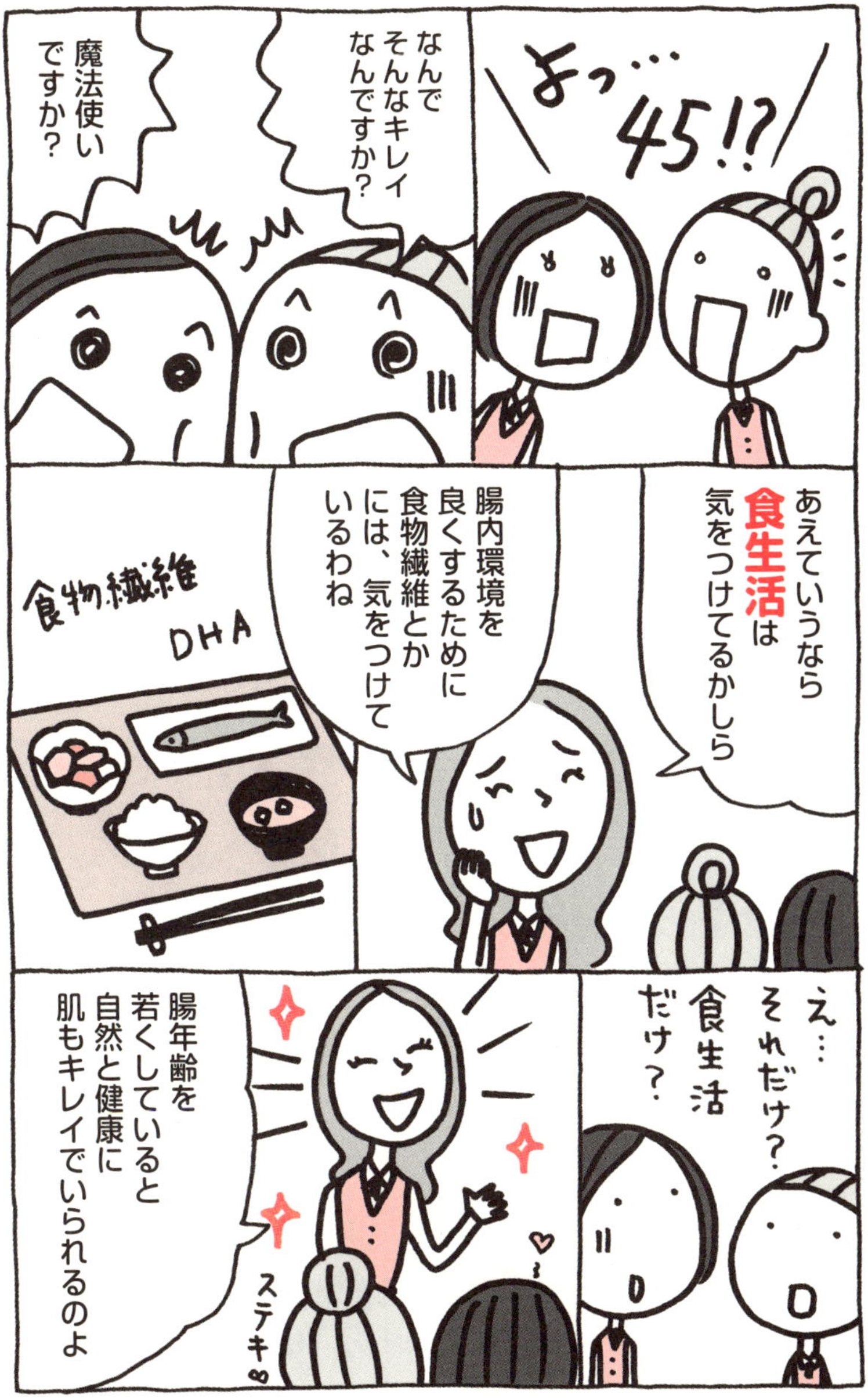
よっ…45!?
なんでそんなキレイなんですか?
魔法使いですか?
あえていうなら食生活は気をつけてるかしら
腸内環境を良くするために食物繊維とかには、気をつけているわね
食物繊維
DHA
え…それだけ? 食生活だけ?
腸年齢を若くしていると自然と健康に肌もキレイでいられるのよ
ステキ♡

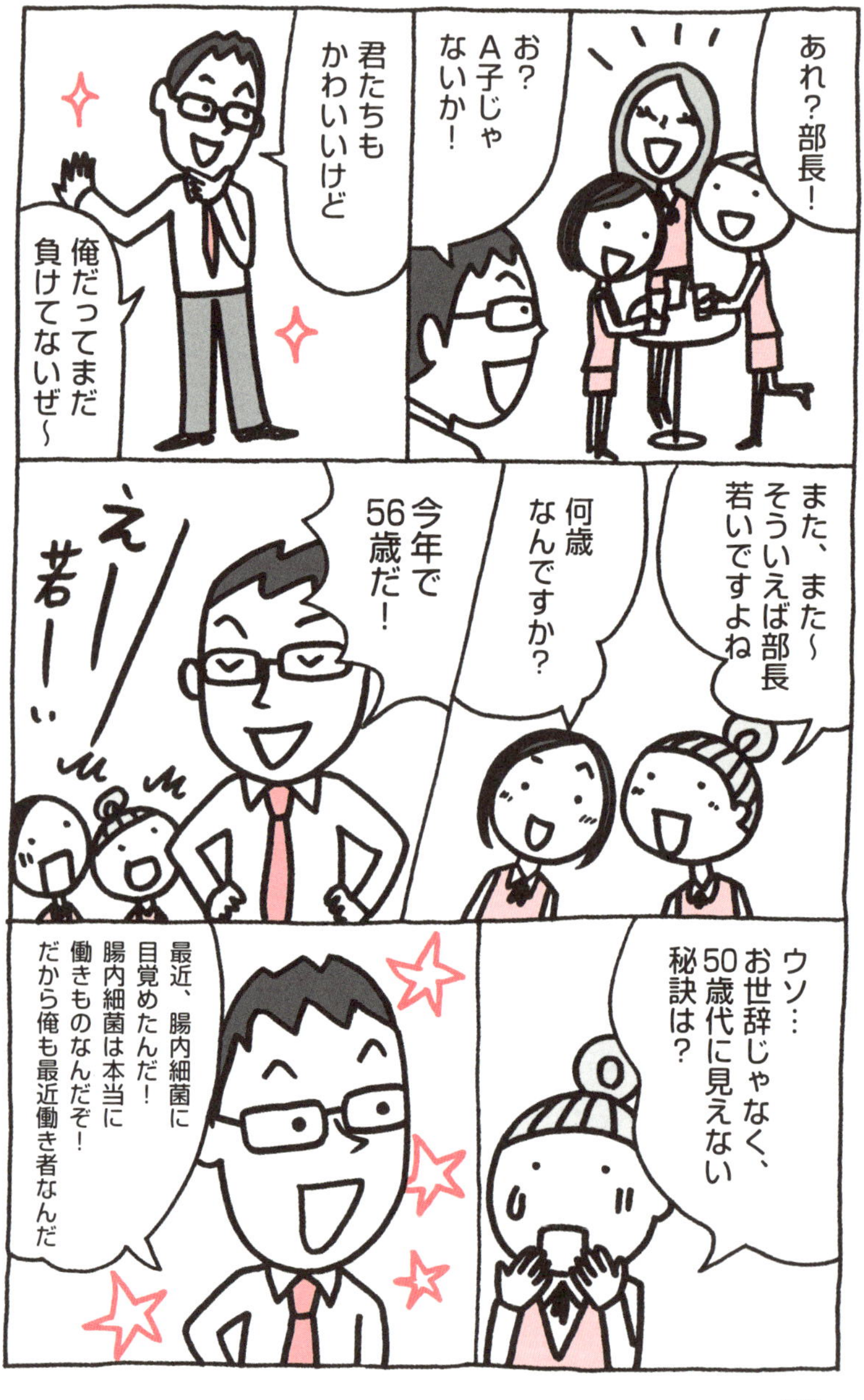

あれ？部長！
お？A子じゃないか！
君たちもかわいいけど
俺だってまだ負けてないぜ～
また、また～そういえば部長若いですよね
何歳なんですか？
今年で56歳だ！
え～若～い
ウソ…お世辞じゃなく、50歳代に見えない秘訣は？
最近、腸内細菌に目覚めたんだ！腸内細菌は本当に働きものなんだぞ！だから俺も最近働き者なんだ

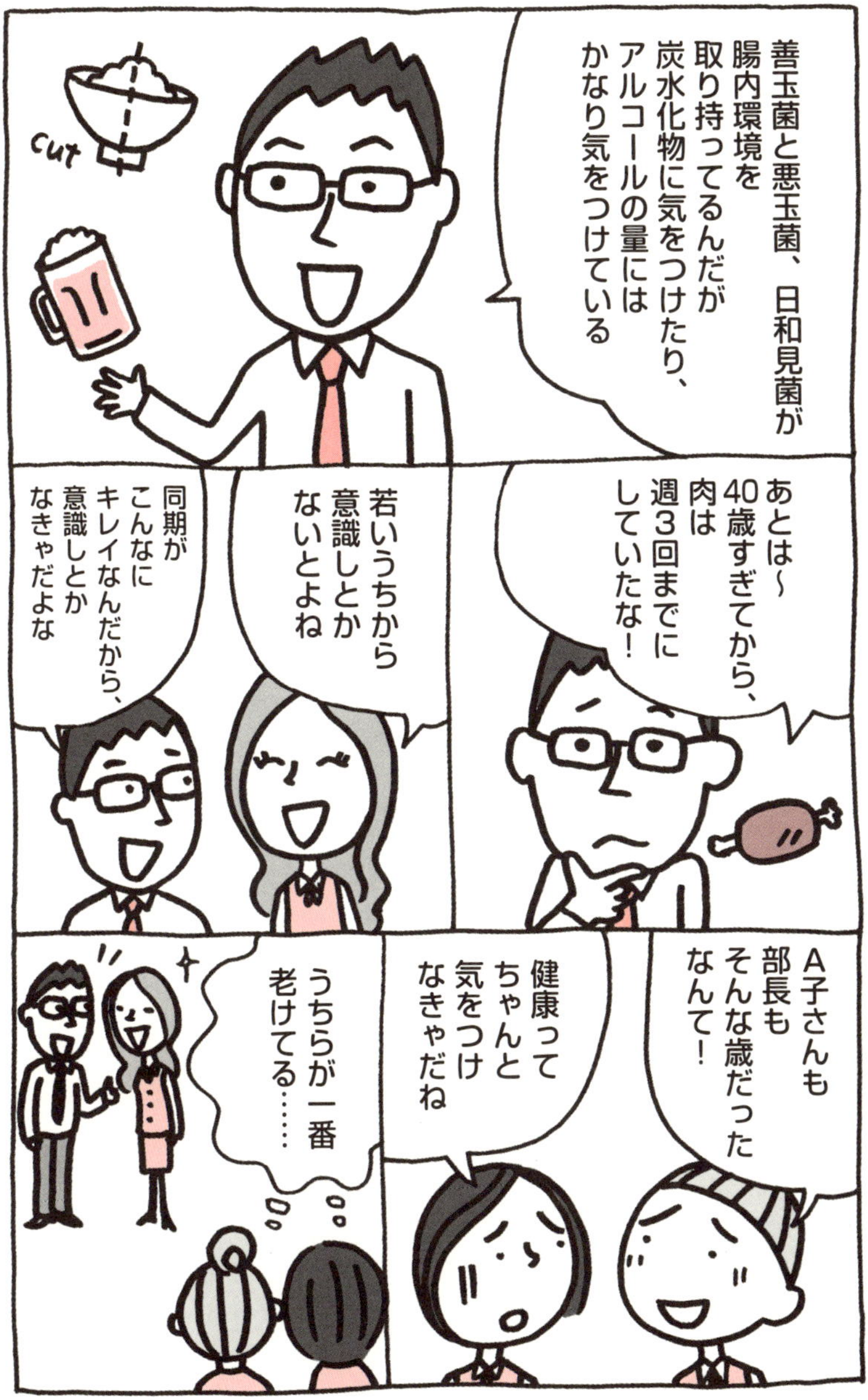
善玉菌と悪玉菌、日和見菌が腸内環境を取り持ってるんだが炭水化物に気をつけたり、アルコールの量にはかなり気をつけている
cut
あとは～40歳すぎてから、肉は週3回までにしていたな！
若いうちから意識しとかないとよね
同期がこんなにキレイなんだから、意識しとかなきゃだよな
A子さんも部長もそんな歳だったなんて！
健康ってちゃんと気をつけなきゃだね
うちらが一番老けてる……

年代別の腸

腸年齢って何？

腸には腸の年齢があります。では、その年齢はどのようにして決まるのでしょうか。ポイントは、腸内細菌のバランスです。健康な腸内は、善玉菌が悪玉菌よりも多く存在した状態で、バランスが保たれています。ただし、そのバランスは年齢とともに逆転し、**60歳を過ぎたころから善玉菌の数を悪玉菌の数が上回り、腸の活動が鈍化します。**つまり、ビフィズス菌のような善玉菌が減っていくことが、腸の老化というわけです。

ところが、最近は若い人にも腸が老化している人が増えています。その原因は、過度のストレスや食生活の悪化。年齢的には善玉菌の方が多く存在していなければいけない年齢なのに、悪玉菌の方が多い老化した腸になっている人も多いのです。

悪玉菌が増えると、消化が悪くなるだけではなく、病原菌を排除する力やビタミンを合成する力が弱まったり、免疫力が低下します。当然、病気のリスクも高くなります。逆にいえば、年をとっても腸年齢が若ければ、長く健康的な生活ができるということ。腸内細菌のバランスを整えれば病気を予防する大きなポイントなのです。

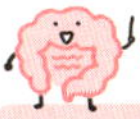

ここを腸Check!

- □ 腸年齢は善玉菌・悪玉菌のバランスで決まる
- □ 実年齢に関係なく腸が老化している人が増えている
- □ 腸年齢を若く保つ生活を心がける

年齢とともに移り変わる腸内細菌

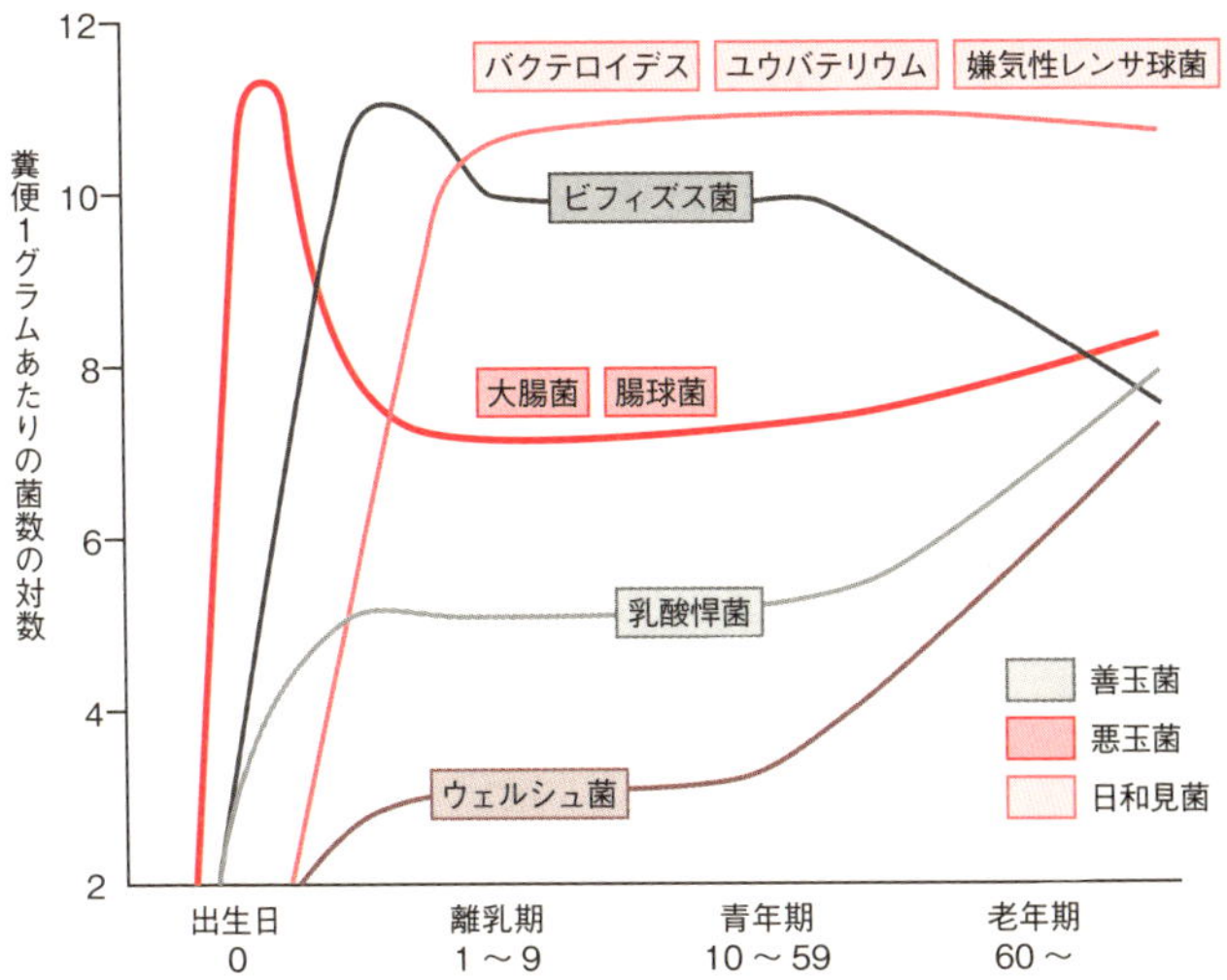

（出典：光岡知足『ウエルネス・レター』No.4、2003年）

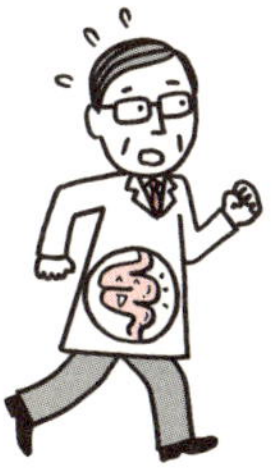

60歳（老年期）くらいから悪玉菌が増えはじめるが、最近は若い人でも悪玉菌が多い

年代別の腸

腸が喜ぶ生活習慣

私たちの体には、病原菌などから体を守り、病気にかかった場合にもそれを治そうとする免疫力という力が備わっているということは、おわかりいただけたかと思います。免疫力の7割りが腸で決まります。

免疫力を高めるために腸をさらに活発にさせる食べ方とはどんなものでしょう。

この章では、年代別に腸が喜ぶ、食べ方習慣を紹介していきたいと思います。「歳をとると食の好みが変わる」なんて話しも良く聞きますが、それは本能的に体が欲しているものが変わっているのかもしれません。

年齢別の食べ方は後に順番に紹介しますが、基本的な食生活についてはどの年代でも同じです。腸内細菌のバランスを保つことが免疫力アップに必須です。発酵食から乳酸菌や麹菌を摂り入れ、野菜や果物から食物繊維をたっぷり摂取しましょう。また、腸内環境を強くするためには、自然のなかで遊ぶことも大切です。自然の細菌やカビ、酵母、微生物と定期的に触れることによってさらに免疫力がアップします。

ここを腸Check!

- □ 免疫力が高い人ほど病気にかかりにくい
- □ 免疫力の 70%が腸の状態で決まる
- □ 腸内細菌が喜ぶ食生活をする

食生活を整えるだけでなく…

●食生活を整えるのは基本

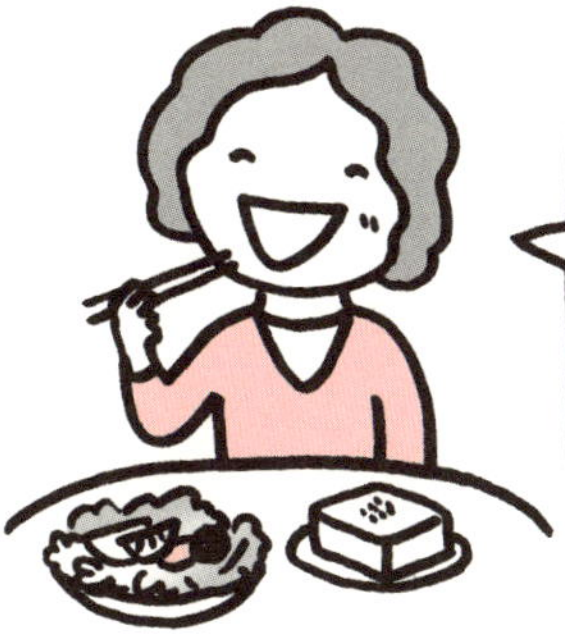

発酵食や野菜、果物が腸にとって良い食べ物なのは認識済み

●散歩したり、自然で遊ぼう

腸内環境を強くするためには、多少の細菌、カビ、酵母など微生物と仲良くしなければいけない

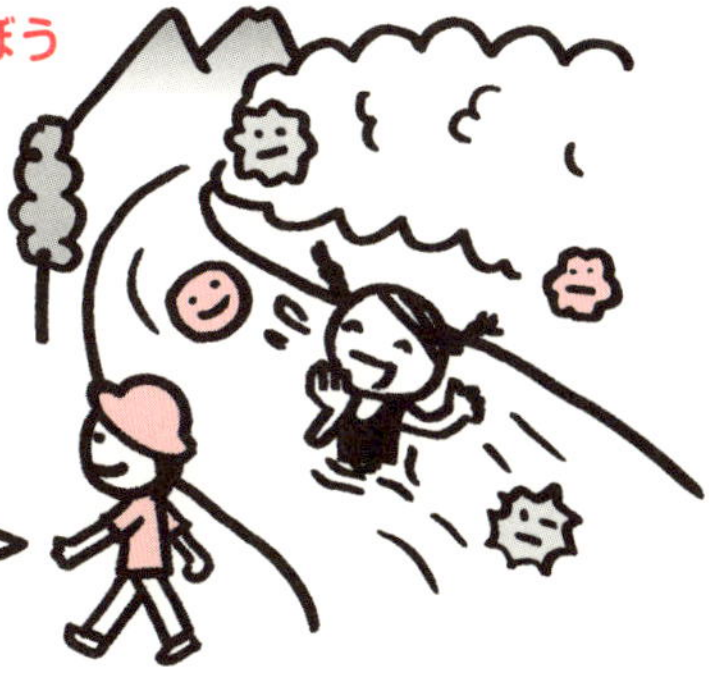

年代別の腸

0歳

舐めて菌を摂り入れる

世の中には、さまざまなタイプの除菌グッズや抗菌アイテムがあり、どれもよく売れています。このことからも、多くの人が「菌＝悪いもの」と考えていることがわかります。確かに、体に有害な菌（大腸菌やサルモネラ菌など）も存在します。しかし、だからといってまったく菌に触れなければ健康になるわけではありません。

実は、誰もが一度は無菌状態で育っています。その場所は、母親の胎内です。ただし、産道には菌が無数に存在しますから、そこを通って生まれてくる際に、赤ちゃんの口にさまざまな菌が入ります。そのなかには健康に良くない菌もありますが、それらを体内に摂り入れることで、免疫システムが正常に働くようになります。逆に、菌と触れる機会が少なく、体内の菌の多様性が小さくなることは、免疫システムにとっては望ましくないことなのです。生まれた後も、キレイ好きな親ほど、赤ちゃんがいろいろなものを舐めたりするのを叱ります。しかし、それは菌を腸内に摂り入れようとする本能的な行動。腸内環境は、いろいろな菌に触れて、それらが体内に入ることで整っていくものなのです。

ここを腸Check!

- □ 菌に触れるから免疫システムが働く
- □ 赤ちゃんは、舐めることで菌を腸に摂り入れる
- □ さまざまな菌に触れることで腸内環境が整う

普通分娩で少し気にしないぐらいが・・・

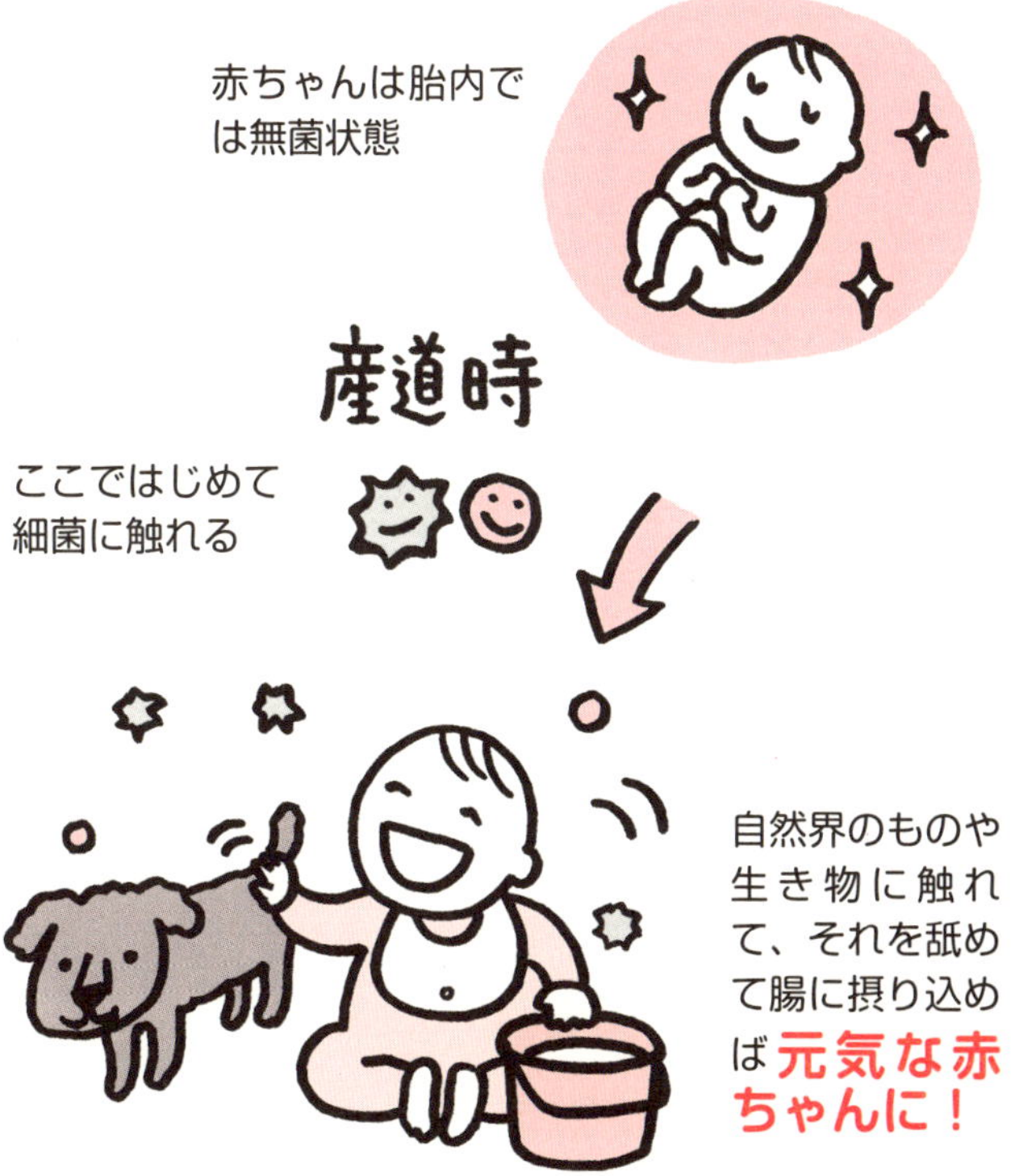
赤ちゃんは胎内では無菌状態
産道時
ここではじめて細菌に触れる
自然界のものや生き物に触れて、それを舐めて腸に摂り込めば元気な赤ちゃんに！

0歳 アトピーと腸の関係

アトピーや花粉症などのアレルギーは、体内に入ったアレルゲン（アレルギーを起こす物質）をやっつけようとする抗体が過剰に反応するために起こります。花粉というアレルゲンが鼻粘膜などのレセプターにくっつき、過敏に反応して、何度もくしゃみをして追い出そうとするのが花粉アレルギーというわけです。

では、どうして過剰反応が起きるのでしょうか。そのカギを握るのも、腸です。

腸内環境が整っていれば免疫システムは正常に働きますので、抗体が過剰反応を起こすこともまずありません。しかし、現在の暮らしを見渡してみると、食生活では、添加物を口にする機会が増え、腸内環境が悪化しています。また、あらゆる場所やモノが除菌・抗菌されたことで、腸内細菌の多様性も低下しています。実際、現在より衛生状態が良くなかった60年代の日本では、アレルギー疾患はほとんど見られませんでした。ハンブルグ大学の調査でも、衛生面で優れていた西ドイツの方が、東ドイツよりもアレルギー疾患が多かったというデータが出ています。

ここを腸Check!

- □ アレルギーは抗体の過剰反応によって起きる
- □ 腸内環境が整っていれば、免疫システムも正常に働く
- □ 食生活と住環境の変化がアレルギー疾患の原因

アレルギー疾患が増えた理由

50年前は日本にアレルギー疾患は存在しなかった

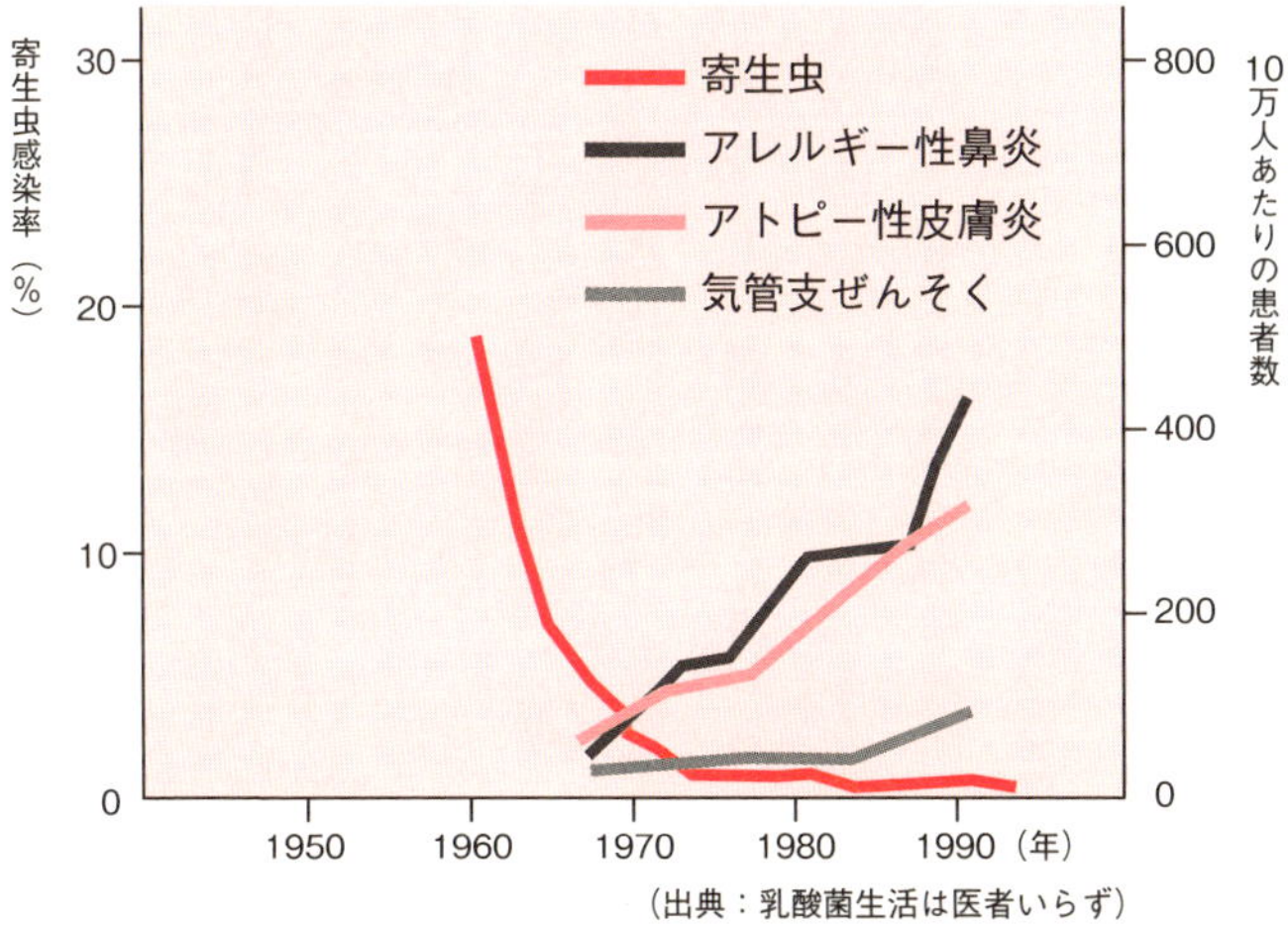

（出典：乳酸菌生活は医者いらず）

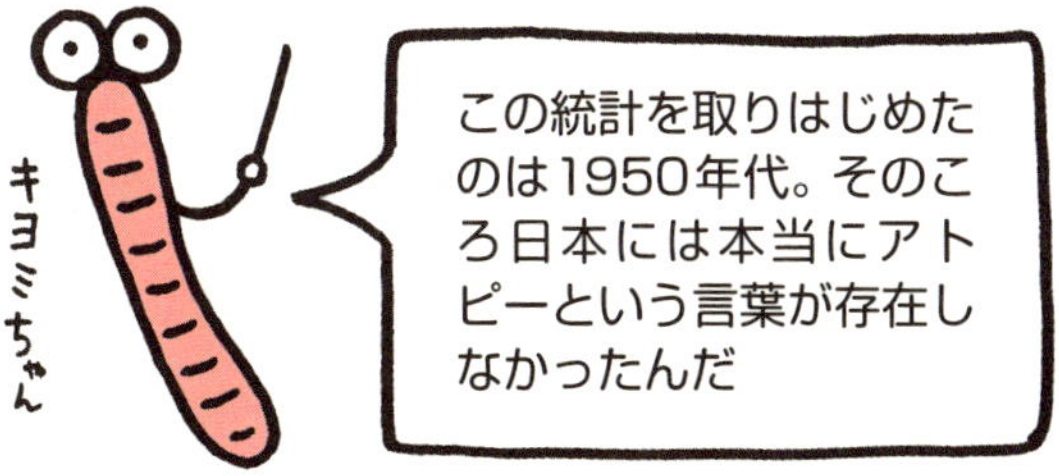

0歳 土壌菌が子どもを丈夫にする

私はどんな国に行って生活しても、お腹をこわしません。事実、毎年医療調査でインドネシアの島に出かけ、現地の料理を食べ、水を飲みますが、お腹は元気。昆虫や爬虫類などのゲテモノを食べても「常に快腸」です。

その理由は、幼い頃から土壌菌をたくさん摂っていたためです。土壌菌とは、土に住む細菌類の総称のこと。食糧難だった子ども時代には、カエル、ヘビ、ウナギ、ナマズなど〝天然〟の食材を良く食べました。それらと一緒に体内に摂り込んだ土壌菌により、腸内細菌が鍛えられたのです。現代の世の中では、わざわざカエルをつかまえなくても、衛生的に育てられた食材を清潔な食器を使って食べることができます。清潔さ、気持ち良さという点では、それも良いでしょう。しかし、そのせいで土壌菌を摂る機会がなくなっているのも事実。腸内環境を整え、鍛えるという点でいえば、お皿が少しくらい汚れていても問題ありません。むしろマナーや行儀が悪いですが、テーブルやダイニングの床に落ちた食べ物を積極的に食べるくらいの方が良いのです。

ここを腸Check!

- □ 土壌菌が腸を鍛える
- □ 現代の食事は衛生的で、清潔過ぎる
- □ 落ちた食べ物を食べるくらいでちょうど良い

養鶏された鶏よりも地鶏を

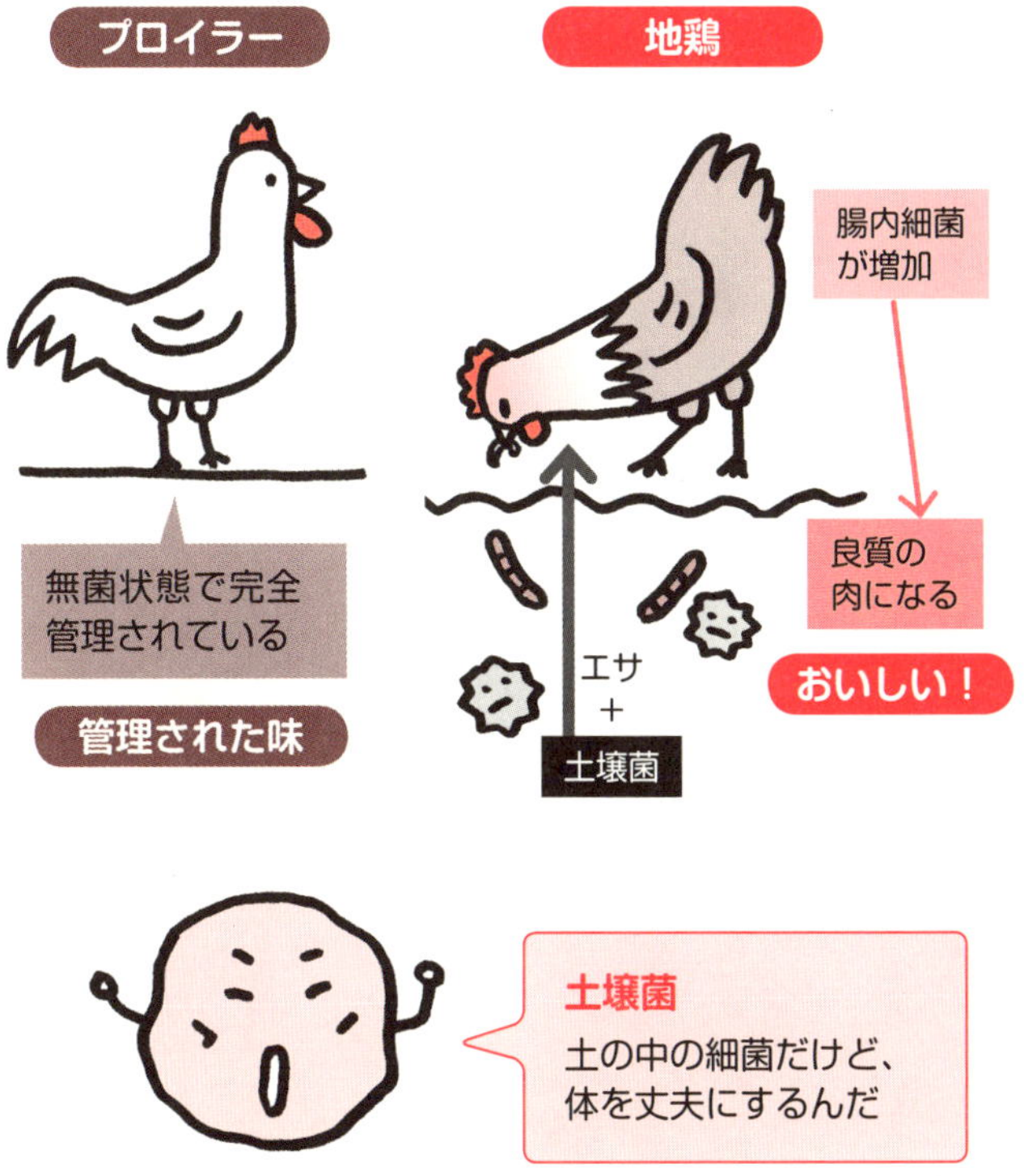

年代別の腸

30歳代

30歳からの腸生活

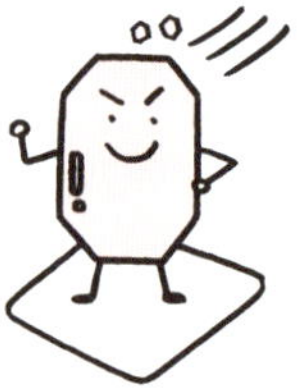

メインは解糖エンジン

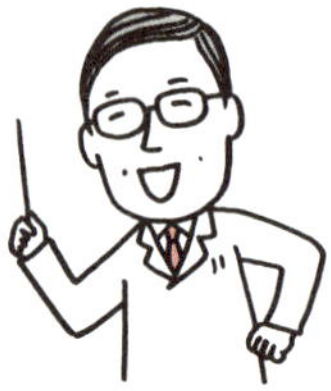

30 歳突入

世間一般に「若いね！」とはあまりいわれなくなりはじめる30歳代。学生生活のアカも抜けて良い意味でも、悪い意味でも、社会に慣れているころです。

30歳代の腸内環境はどんな変化を起こすのでしょうか。

30歳代の腸を活性化させるのは、解糖エンジンです。このエンジンは糖質をガソリンにして動きます。そのため、この時期に「糖質オフダイエット」などに手を出してしまっては、解糖エンジンがまともに機能しなくなり、生殖系にも悪影響を及ぼしかねないのです。

食生活は、特に制限をする必要はありません。好きなものを食べて生活していて良いですが、少し気をつけるのであれば、今後のために、善玉菌を優位を維持するというこ

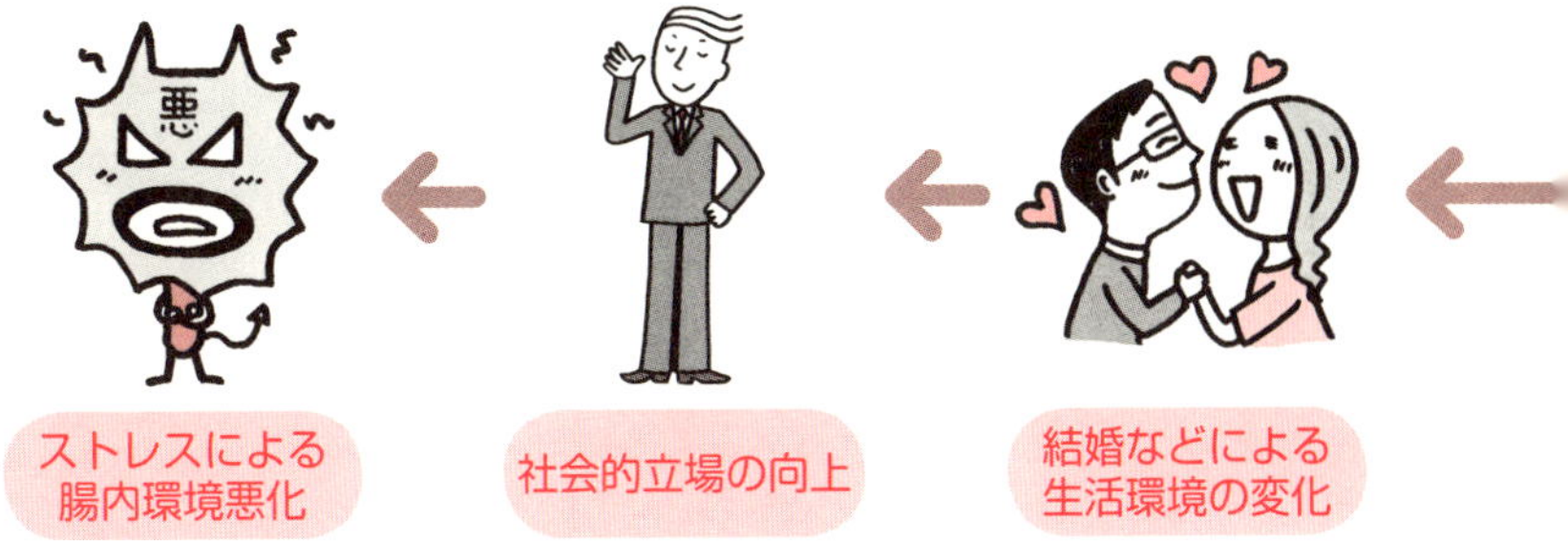
結婚などによる
生活環境の変化
社会的立場の向上
悪
ストレスによる
腸内環境悪化

とでしょう。

腸内の悪玉菌の数によっては、この世代の人でも体調を壊しかねません。腸内細菌のエサとなる、水溶性食物繊維やオリゴ糖を摂るようにしましょう。

30歳代の後半になると、社会的にも中間管理職といわれる上からも下からもストレスがかかる立場に立つ人が多くなります。腸内環境にストレスは大きな影響を及ぼします。趣味や家族など自分の居場所を確保してストレスを軽減するように心がけましょう。

ここを腸Check!

- □ 炭水化物をちゃんと食べよう
- □ 善玉菌を増やす努力をこのころからしよう
- □ ストレスを少しでも軽減できるようにしよう

年代別の腸

30歳代 炭水化物をちゃんと食べないとダメ

炭水化物は、重要なエネルギー源として認識されている一方、太る原因ともいわれます。どのように付き合うのが正しいのでしょうか。

答えは「年齢によって判断する」です。

その前に、まずは体を動かすエネルギーがどのようにしてつくられるのかを押さえておきましょう。エネルギーをつくるエンジンは2種類あります。1つは、炭水化物を糖に変え、瞬発力を生み出す「解糖エンジン」。もう1つは、酸素を燃料にして持続力を生み出す「ミトコンドリアエンジン」です。人の体は、この2つのエンジンを搭載したハイブリッドですが、若いときには炭水化物をガソリンとする「解糖エンジン」がメインで動いています。

この仕組みを踏まえれば、30歳代のように若いころは、ご飯、パン、イモ類の炭水化物が必須。手軽な「炭水化物抜きダイエット」に手を出すと、ほかの栄養素を摂っていたとしても、活力が出ず、すぐにフラフラになります。毎食しっかりと食べて、十分に炭水化物を摂ることが、健康的な生活の基本なのです。

ここを腸Check!

- □ エネルギーは2種のエンジンでつくられる
- □ 30歳代のメインエンジンは「解糖エンジン」
- □ 活力を得るために炭水化物は必須

体内にあるハイブリッドエンジン

解糖エンジン
32〜36度で活発化

ミトコンドリアエンジン
37度以上で活発化

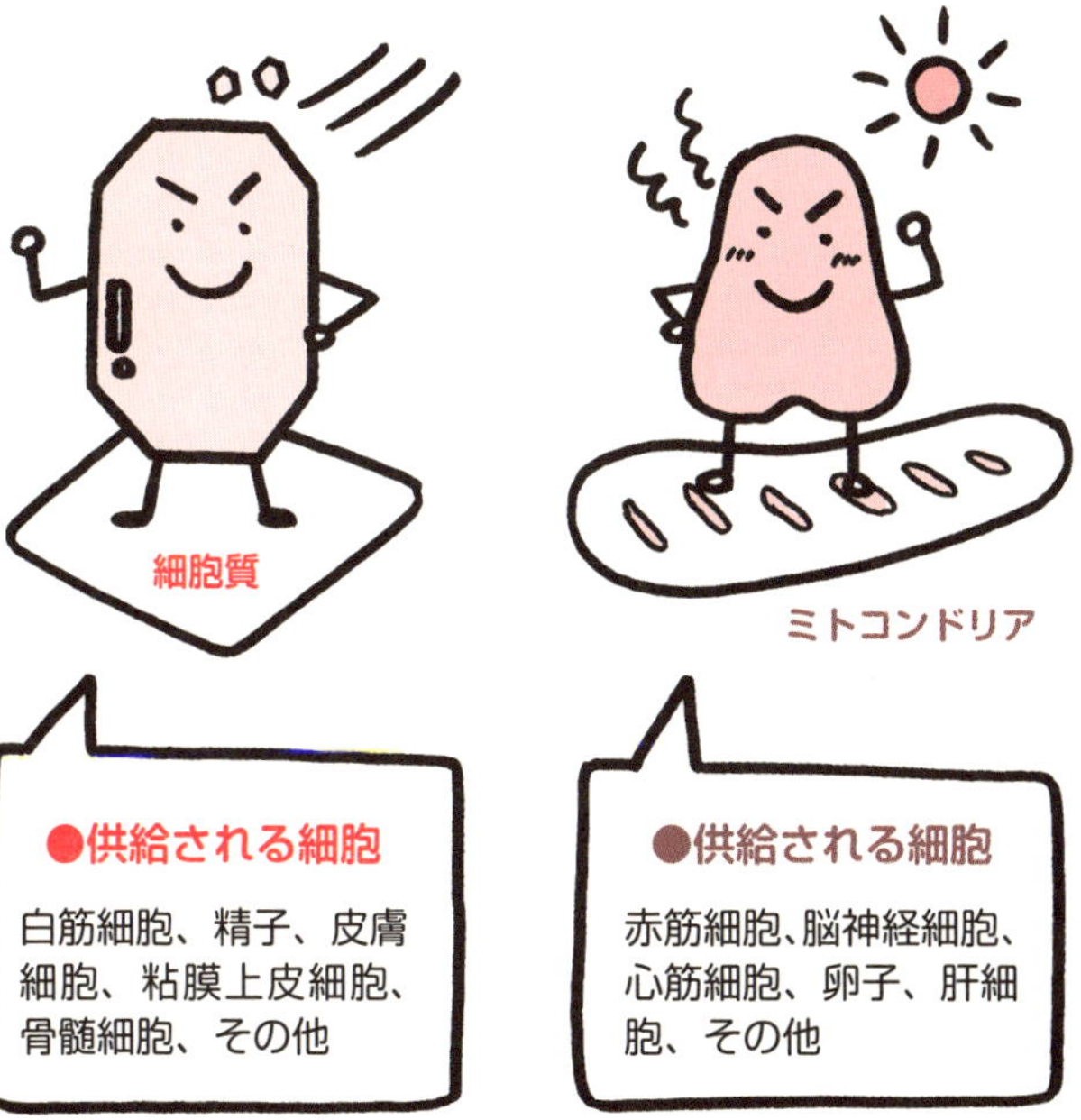

●供給される細胞
白筋細胞、精子、皮膚細胞、粘膜上皮細胞、骨髄細胞、その他

●供給される細胞
赤筋細胞、脳神経細胞、心筋細胞、卵子、肝細胞、その他

年代別の腸

30歳代

腸内が安全地帯過ぎるのも危険

腸内には、3種の菌がいます。ビフィズス菌、乳酸菌、腸球菌などの善玉菌、大腸菌、ウェルシュ菌などの悪玉菌、そして、善悪のバランスを見て、多勢につく日和見菌です。ただし、これらは便宜上そう名づけられているだけで、善玉菌100％になれば良いわけではありません。およそ1千兆個、1千種類以上いる腸内細菌のバランスを「善玉菌がたくさん、悪玉菌は少々、日和見菌はその中間くらい」に保つことが大切です。

もちろん、悪玉菌優勢ではいけません。悪玉菌は未消化のタンパク質を腐敗させて毒素を発生させます。その毒素が免疫力を低下させ、さまざまな病気リスクを高めます。ただし、腸内環境が整っている状態（善玉菌優位）なら、免疫システムが機能しますから、悪玉菌のせいで病気になることはありません。また、悪玉菌は、O－157のような善玉菌では太刀打ちでいない病原菌を退治する役割を果たしますし、野菜が持つセルロース（不溶性食物繊維）を分解してくれます。つまり悪玉菌は、多過ぎては困りますが、ゼロでもいけない〝必要悪〟なのです。

ここを腸Check!

- ☐ 善玉菌を常に多くする
- ☐ 腸内環境が整っていれば、悪玉菌はこわくない
- ☐ 悪玉菌にも重要な役割がある

腸内はバランスが重要

善玉菌	ビフィズス菌、乳酸桿菌
悪玉菌	ウェルシュ菌、ブドウ球菌、大腸菌
日和見菌	レンサ球菌、バクテロイデス菌

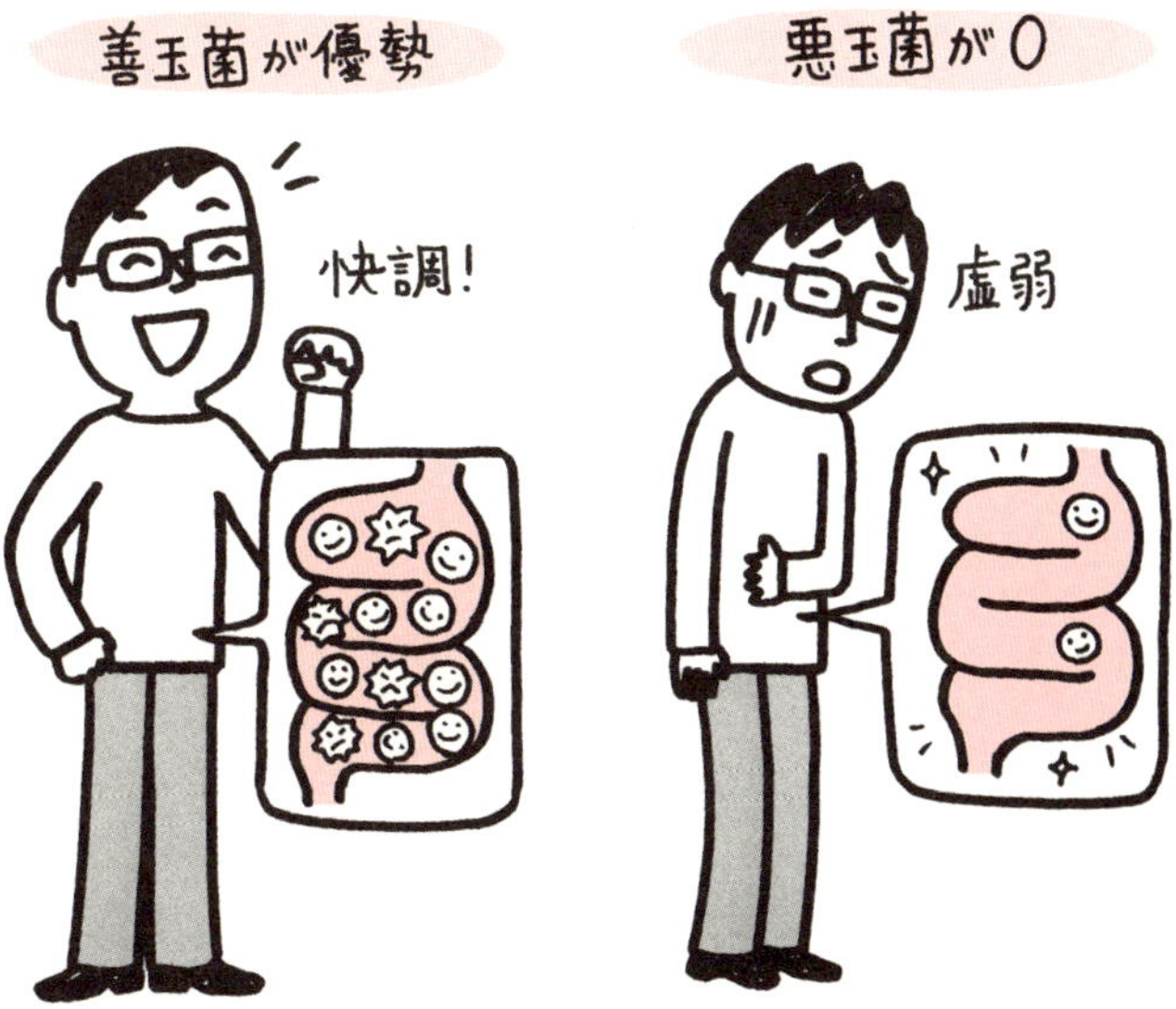

年代別の腸

30歳代

中間管理職の腸内は…

社会である程度のポジションにつく30歳代。不安、緊張、恐怖、悩みなどによるストレスも増えます。その影響から病気にかかったり、体調をこわしやすくなります。その理由は、ストレスがかかったときに放出されるカテコラミンが大腸菌などの悪玉菌を増殖させるため。大きなストレスがかかったことで腸内に悪玉菌が増えてストレスが腸内環境を悪化させ、悪玉菌の病原性を高めるのです。

同時に、免疫力も低下します。人はナチュラルキラー細胞（ＮＫ細胞）という免疫細胞を持っていますが、ストレスがかかる状況では、血液中にノルアドレナリンとコルチゾールが増え、これらがＮＫ細胞の活動を短時間で低下させてしまうのです。

ただし、マウスを使った近年の研究では、腸内細菌がストレスホルモンのコルチコステロンを減らすこともわかっています。腸内細菌がストレスだらけの現代社会の生活を少しでも楽にしてくれるかもしれません。だからこそ、腸内環境を整えておくことが大切なのです。

ここを腸Check!

- ☐ ストレスが悪玉菌の病原性を高める
- ☐ ストレスは免疫力を低下させる
- ☐ 腸内環境が良い人ほどストレス耐性も大きい

ストレスホルモンのコルチコステロン

●ストレス後のコルチコステロン（ストレスホルモンの量）

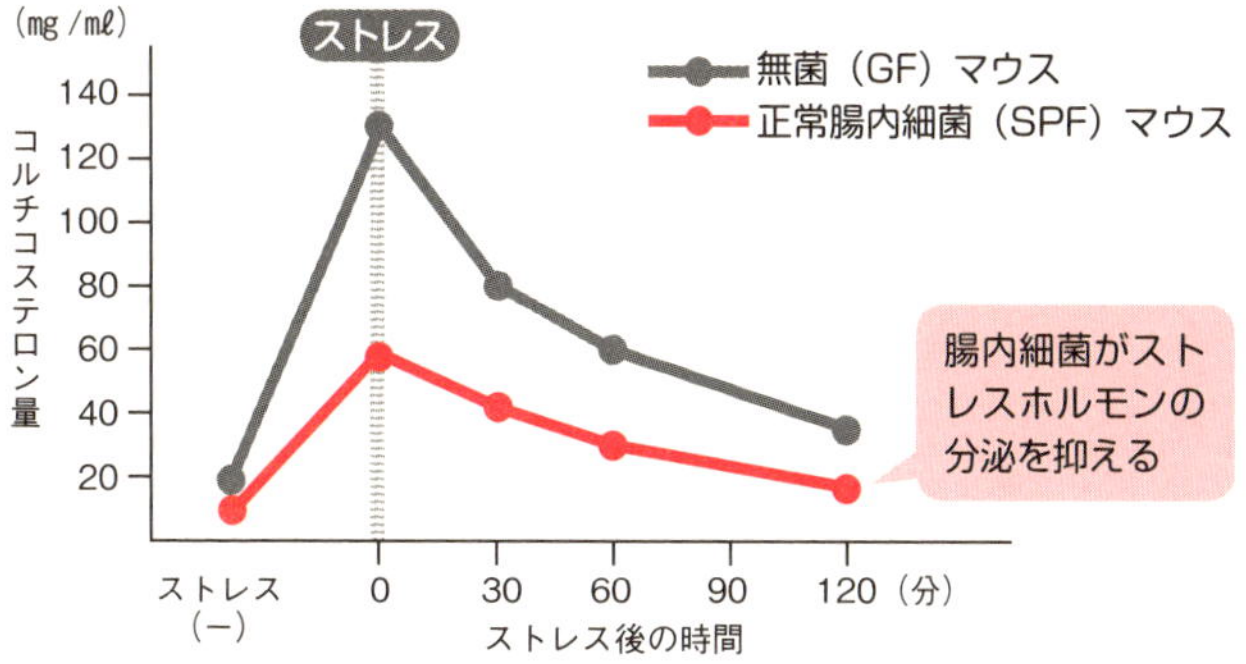

●腸内細菌移入によるコルチコステロン量の変化

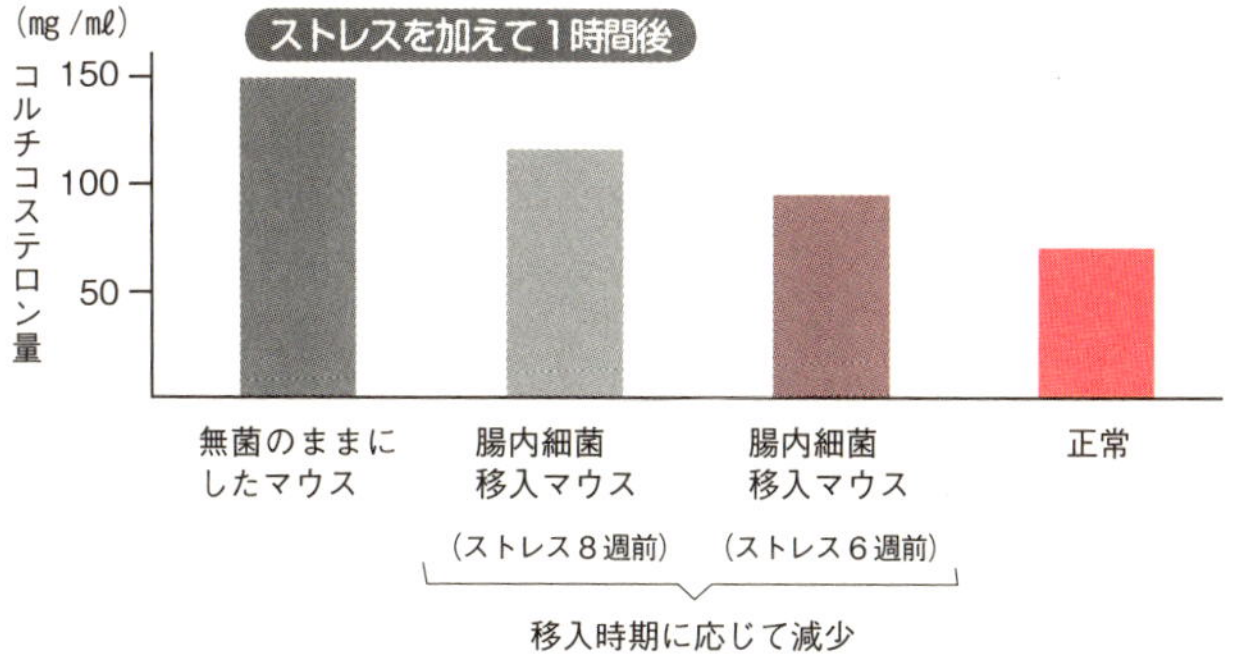

年代別の腸

40歳代

40歳からの腸生活

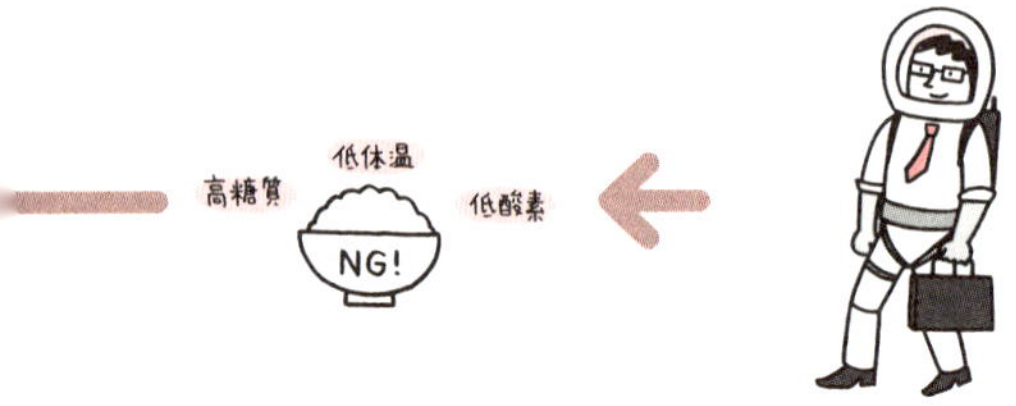

エネルギー源の変化

40歳突入

40歳代になると、社会的な生活は安定してくるでしょう。自分のために使える時間が多くなってくるのもこの世代です。しかし、その自分の時間の使い方をどのように考えているでしょうか。50歳前後から解糖エンジンからミトコンドリアエンジンに切り替わります。40歳代はその前段階。ここで、ちゃんと準備をしておかないと、50歳代から先の残り寿命がだんだんと見えてきてしまいます。

40歳代に入ると、基礎代謝も20歳代のころのに比べ、落ちてきます。そのため、20歳代のときと同じように食事をしていては余分なエネルギーは全て脂肪となって、体のあちこちにつきはじめます。メタボリックシンドローム診断等に40歳代からひっかかりやすいのもこの影響でしょう。

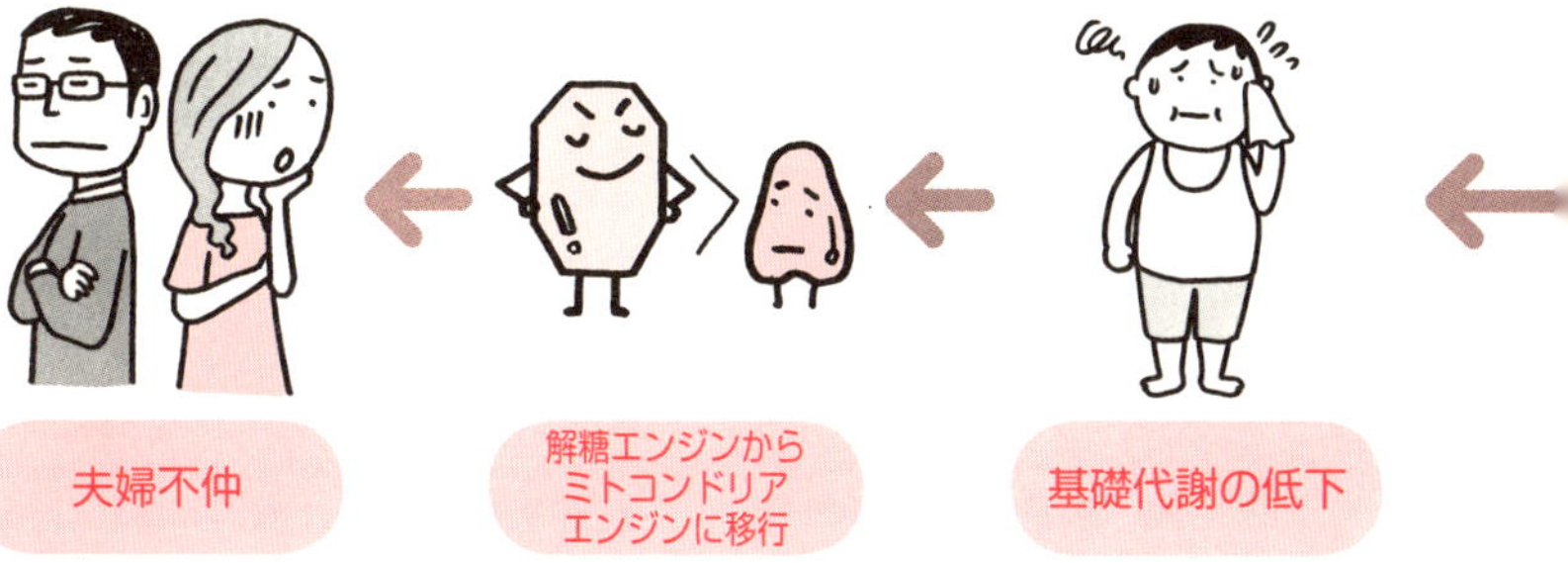

肉などのカロリーの高いものは、控えるようにしていきましょう。解糖エンジンからミトコンドリアエンジンに切り替わる過渡期前のため、糖質も少しずつ減らすように意識していきましょう。

40歳代では、結婚から10年以上経ち、食事も慢性化してくるかもしれませんが、その位が丁度いいのです。自ら好んでハイカロリーなファーストフードやコンビニ弁当などに手を出していては、体調も夫婦仲も悪くなってしまいます。

ここを腸Check!

- ☐ 肉などのカロリーの高いものは、控えるようにする
- ☐ 炭水化物（糖質）の摂取量を少しずつ減らす
- ☐ 夫婦仲の乱れは食生活の乱れもよぶ

年代別の腸

40歳代 肉はあまり食べない

40歳代になると、週4回以上肉を食べてはいけません。カロリー過多によって太りますし、腸内環境も悪化しやすくなります。また、脂身が多い肉は、飽和脂肪酸を多く含みます。これは常温で固まる油脂のことで、肉の脂身のほかにも、卵、バターなどの乳製品などにも含まれています。これが体内に増えると、血管内で固まる可能性が大きくなり、血液の流れが悪くなるのです。

ただし、肉には飽和脂肪酸のほかにコレステロールも含まれます。コレステロールもとりすぎはいけませんが、完全に排除してしまうのも問題があります。というのも、細胞膜や筋肉をつくる際に必要だからです。ですから、牛肉や豚肉ならヒレ肉やモモ肉、鶏肉なら胸肉やささ身など脂身の少ない部位を選んで、食べる量と摂取する栄養素をコントロールしましょう。ちなみに私も、私の知り合いの100歳を越える医師も、週に2回ステーキを食べています。その際には大量の野菜も食べますが、肉のエネルギーを摂っているおかげで体は元気いっぱい。活力も十分です。

ここを腸Check!

- □ 肉は重要なエネルギー源
- □ 脂身の少ない部位を選ぶ
- □ 週2、3回を目安にする

肉別カロリー／栄養表

種類	部位	kcal	脂質 g	タンパク質 g	炭水化物 g
牛	サーロイン	298	23.7	17.4	0.4
牛	ヒレ	223	15.0	19.1	0.3
豚	ばら	386	34.6	14.2	0.1
豚	ロース	263	19.2	19.3	0.2
豚	ヒレ	115	1.9	22.8	0.2
鶏	手羽	211	146	17.5	0.0
鶏	むね	191	11.6	19.5	0.0
鶏	ささみ	105	0.8	23.0	0.8

牛肉、豚肉、鶏肉など種類や部位によっても変わってきます。

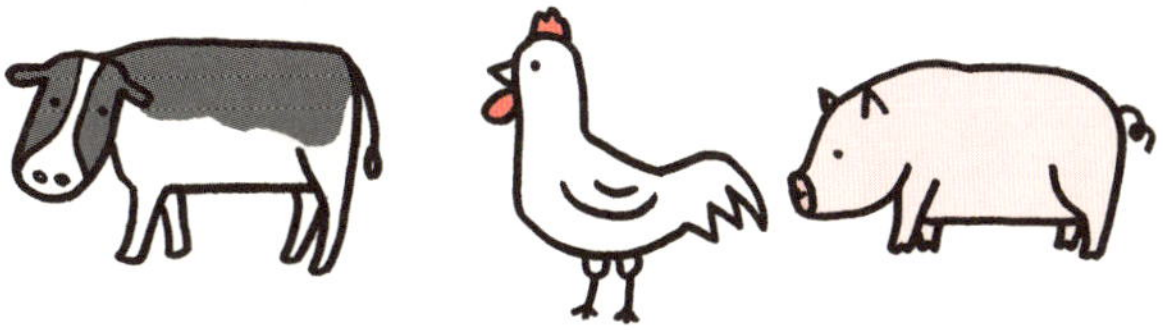

年代別の腸

40歳代

40歳過ぎて離婚した男性はがんになりやすい

この見出しに、ドキッとした男性も多いのではないでしょうか？

離婚とがんがどう関係あるの？　女性には影響がないの？　など、疑問を持つ人もいるはずです。しかし、40歳を過ぎて離婚した男性が、それ以外の人よりもがんになる可能性が高いということは、調査でもしっかりと証明されているのです。

その原因は、まず食生活にあります。離婚した男性は（もちろん全員とはいいませんが）、つい簡単に食べられるお弁当やファーストフードに手を出します。食材のバランスにも無頓着で、好きなものを好きなだけ食べるようにもなります。そのような食生活習慣により、腸内細菌が激減し、免疫力が低下し、がんになるリスクが高まるのです。このような傾向は、奥さんに先立たれてしまった人にもいえます。配偶者を亡くした男女の残りの寿命を比べてみても、女性が20年であるのに対して男性は5年と、はるかに短いのです。

一方の女性は、自分で料理をすることもあって、このような傾向は表れません。夫婦仲良く、お互いに感謝しながら暮らす毎日は、精神面だけではなく腸にも良いのです。

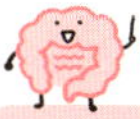

ここを腸Check!

- □ 食生活が乱れると腸内環境が悪化する
- □ 男性は離婚や死別により免疫力が低下しやすい
- □ 夫婦円満は長生きの秘訣

離婚率が上がると男性の寿命が危ない？

＜ここ60年の離婚率の推移＞

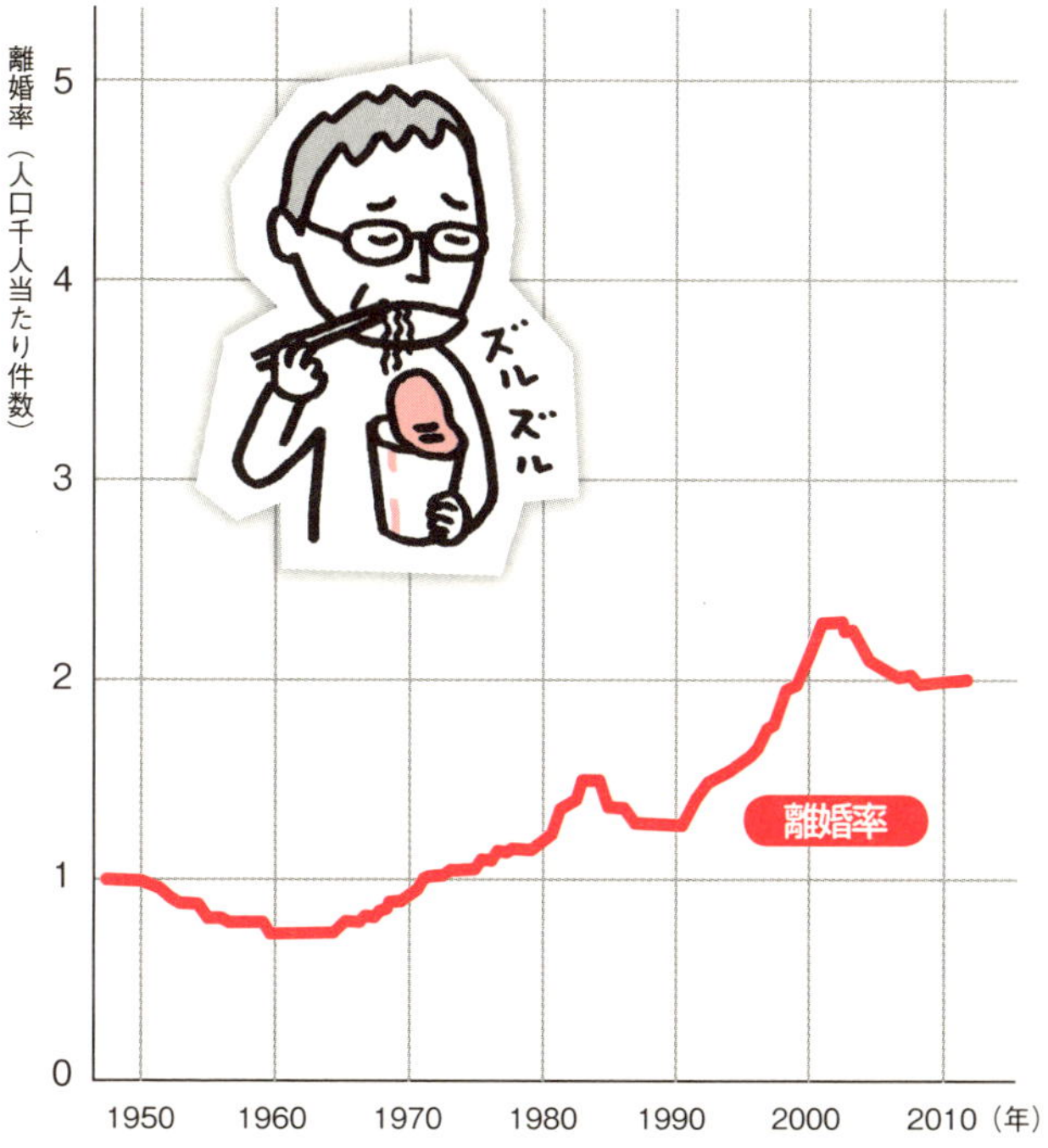

年代別の腸

40歳代 炭水化物はほどほどに

134頁でも述べた通り、炭水化物は重要なエネルギー源です。若いうちはとくに、炭水化物を糖に変え、瞬発力を生み出す「解糖エンジン」がメインで動いていますので、ご飯、パン、イモなどは積極的に摂るべきといえます。

ただし、人の体のエンジンは、年齢とともに「解糖エンジン」から「ミトコンドリアエンジン」に移行します。その過渡期となるのが50歳前後。**したがって、40歳代では摂取する炭水化物の量を徐々に減らしていく必要があるのです。**

いつまでも若いころと同じように炭水化物を摂るということは、それだけ「解糖エンジン」を活発に動かすということです。そちらにエネルギーを取られることで、これからメインとして使っていく「ミトコンドリアエンジン」がうまく機能しなくなる可能性があるのです。また、年齢とともに代謝も低下しますから、若いうちはいくらでも食べられたご飯が、40歳代にとっては肥満の原因になることもあります。自分のなかにある2つのエンジンをイメージして、日々の食生活やメニューを見直していきましょう。

ここを腸Check!

- □ メインエンジンの切り替えを意識する
- □ 炭水化物は徐々に減らす
- □ 年齢とともに食生活を変化させる

年齢によって炭水化物のバランスを考える

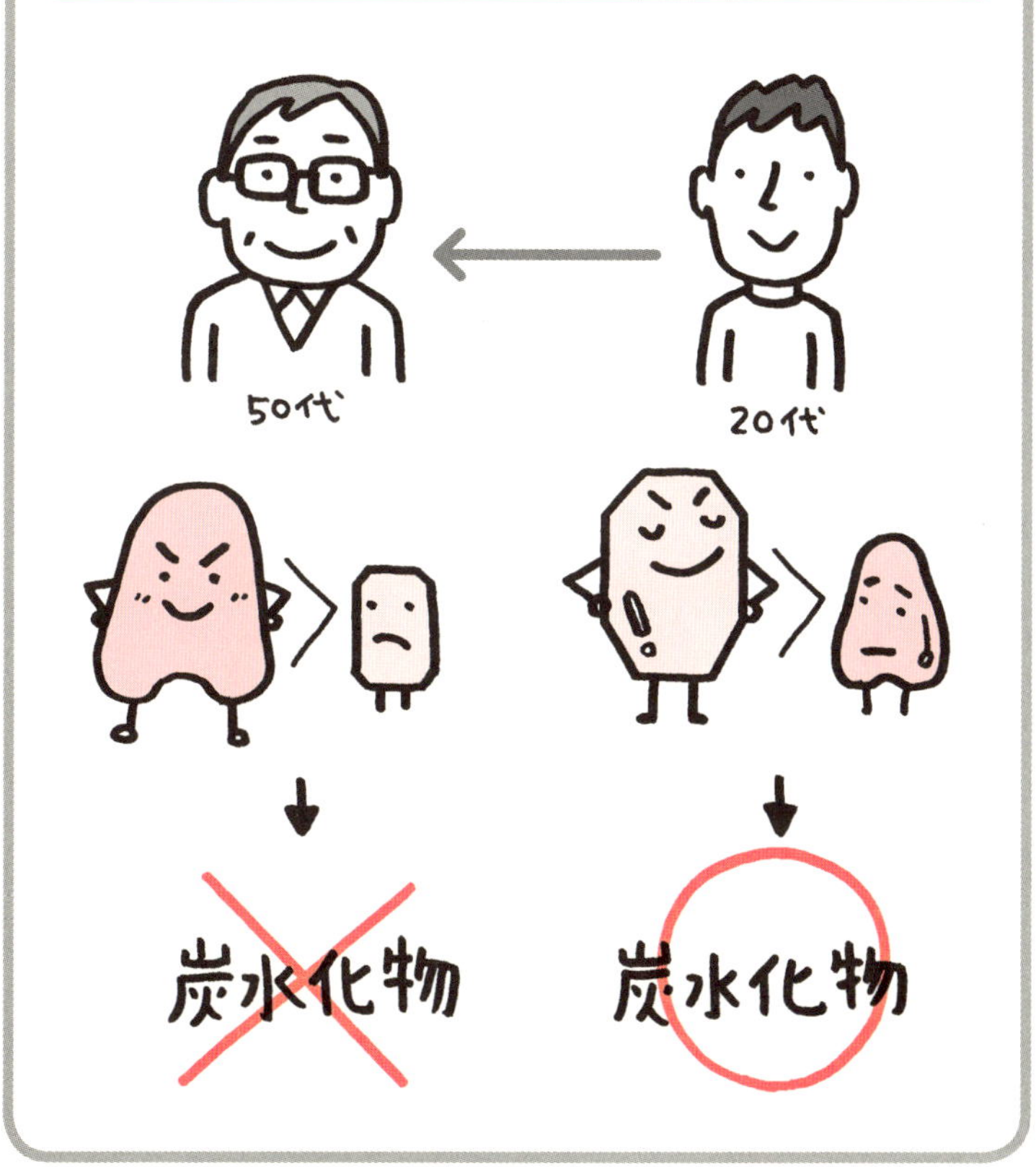

50歳からの腸生活

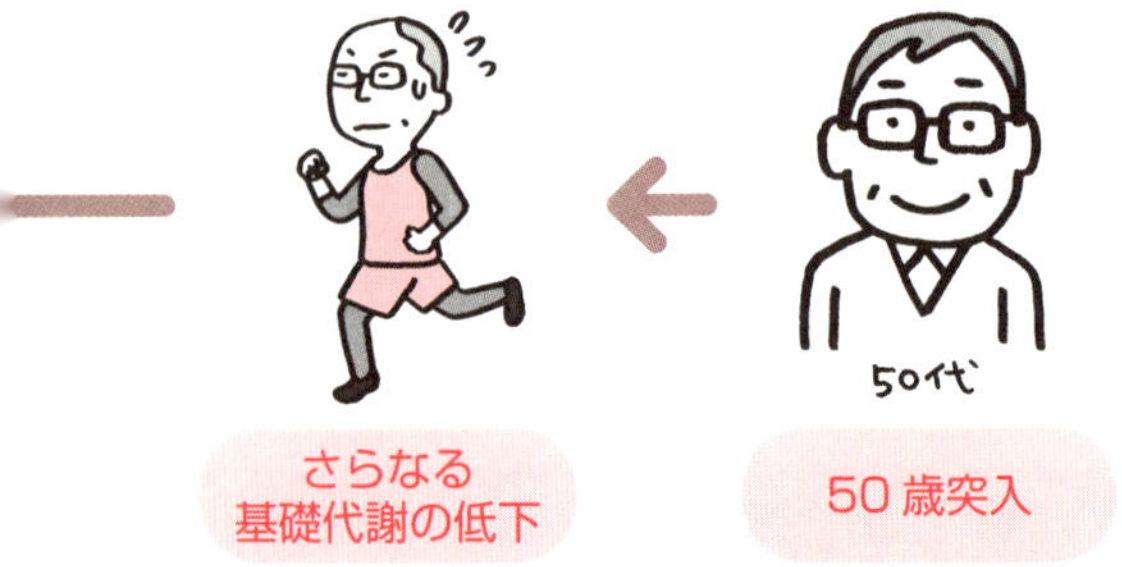

50歳代になると、本格的に解糖エンジンからミトコンドリアエンジンに切り替わります。50歳代で体の不調や変化を訴える人が多いのもこのせいではないでしょうか。ミトコンドリアエンジンは普通の体温に比べてやや高めの37度ぐらいで活動が活発になります。そのために、体温を下げないような努力もはじめましょう。

ミトコンドリアエンジンのガソリンは「酸素」です。その酸素を摂り込むためには、どのような食生活に切り替えれば良いのでしょうか。酸素を含む食材は主に野菜です。また、38度以上で調理してしまうと酸素は壊れてしまうため、できるならば、生野菜をたくさん摂るように気をつけるようにしましょう。

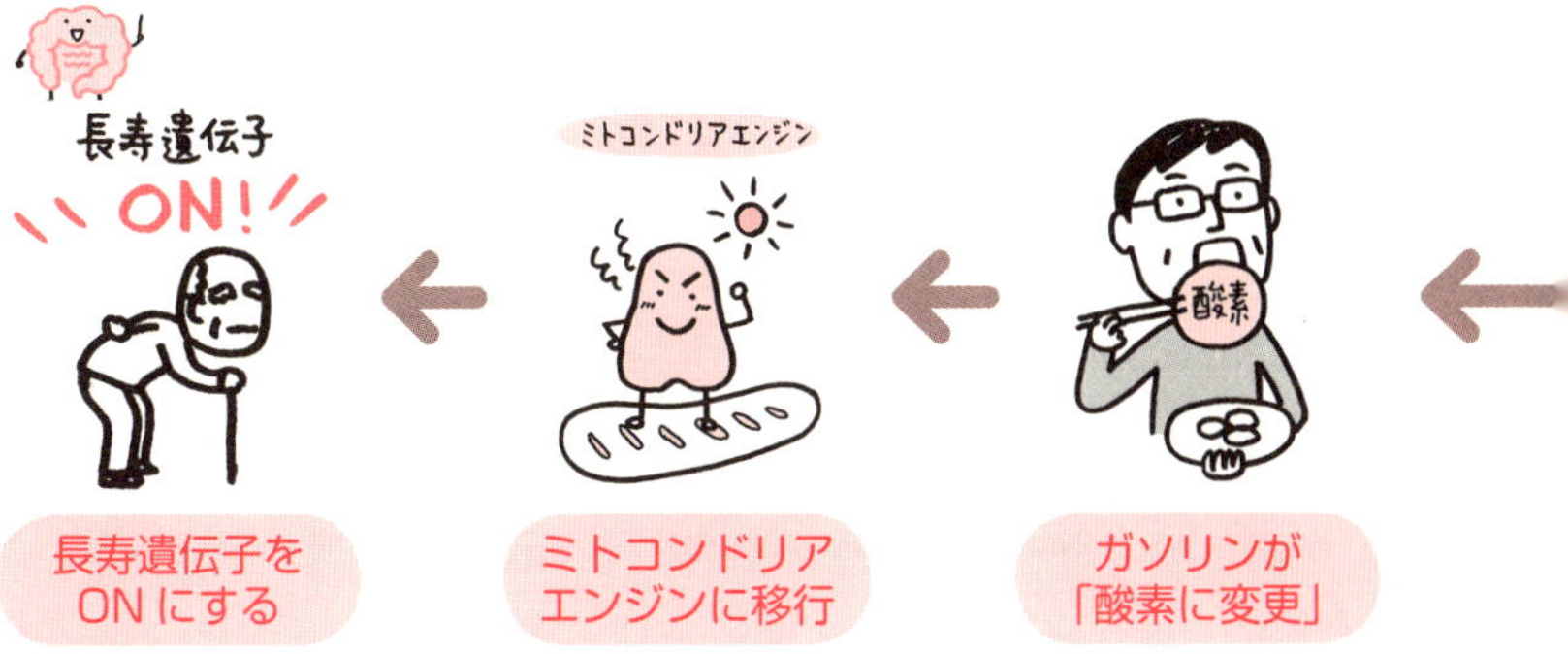
酸素
ガソリンが「酸素に変更」
ミトコンドリアエンジン
ミトコンドリアエンジンに移行
長寿遺伝子
ON!
長寿遺伝子をONにする

今まで動かしていた解糖エンジンのエサである糖質（＝炭水化物）を摂ることは、活性酸素を生み出すことになってしまいます。活性酸素が増えると、長寿遺伝子がＯＮになりにくく、体温調整に気をつけたり、運動に気をつかっていても、意味がなくなってしまいます。

糖質は主食からではなく、イモ類や玄米など食物繊維と一緒に摂れるものや主食ではないものから摂るようにしましょう。その習慣が標準体重に近づけ、長寿遺伝子をＯＮにします。

ここを腸Check!

- □ 主力エンジンがミトコンドリアエンジンに切り替わる
- □ ミトコンドリアエンジンのガソリンは酸素になる
- □ 有酸素運動で体の動きを整える

50歳代 長寿遺伝子は50歳以降にスイッチが入る

度々ふれていますが、私たちは、体や脳を動かすエネルギー源を酸素や食べ物から得ています。そのエネルギーを生成するエンジンは2種類あります。1つは「解糖エンジン」、もう1つは「ミトコンドリアエンジン」です。

前者は糖分（主に炭水化物）を燃料にして動き、後者は酸素を燃料として動きます。私たちは50歳までは解糖エンジンをメインにしていますが、50歳を過ぎるとミトコンドリアエンジンに切り替わることが、近年の研究からわかりました。

人間が老化する最大の原因は、活性酸素によって細胞が傷つけられることです。細胞は傷つけられると劣化し、数を減らしたりがん化してしまいます。この活性酸素を発生させる最大の場所が細胞の細胞の中にあるミトコンドリアです。人間は50歳を過ぎるとミトコンドリアエンジンに切り替わります。

そうすると長寿遺伝子が活性化されるようになります。

若いうちから極力、活性酸素を摂らないように注意することが大切です。

ここを腸Check!

- ☐ 50歳を過ぎるとミトコンドリアエンジンに切り替わる
- ☐ ミトコンドリアエンジンは活性酸素を発生しやすい
- ☐ 活性酸素の働きを阻止するために長寿遺伝子が目覚める

50歳すぎたらエンジンの切り替えを

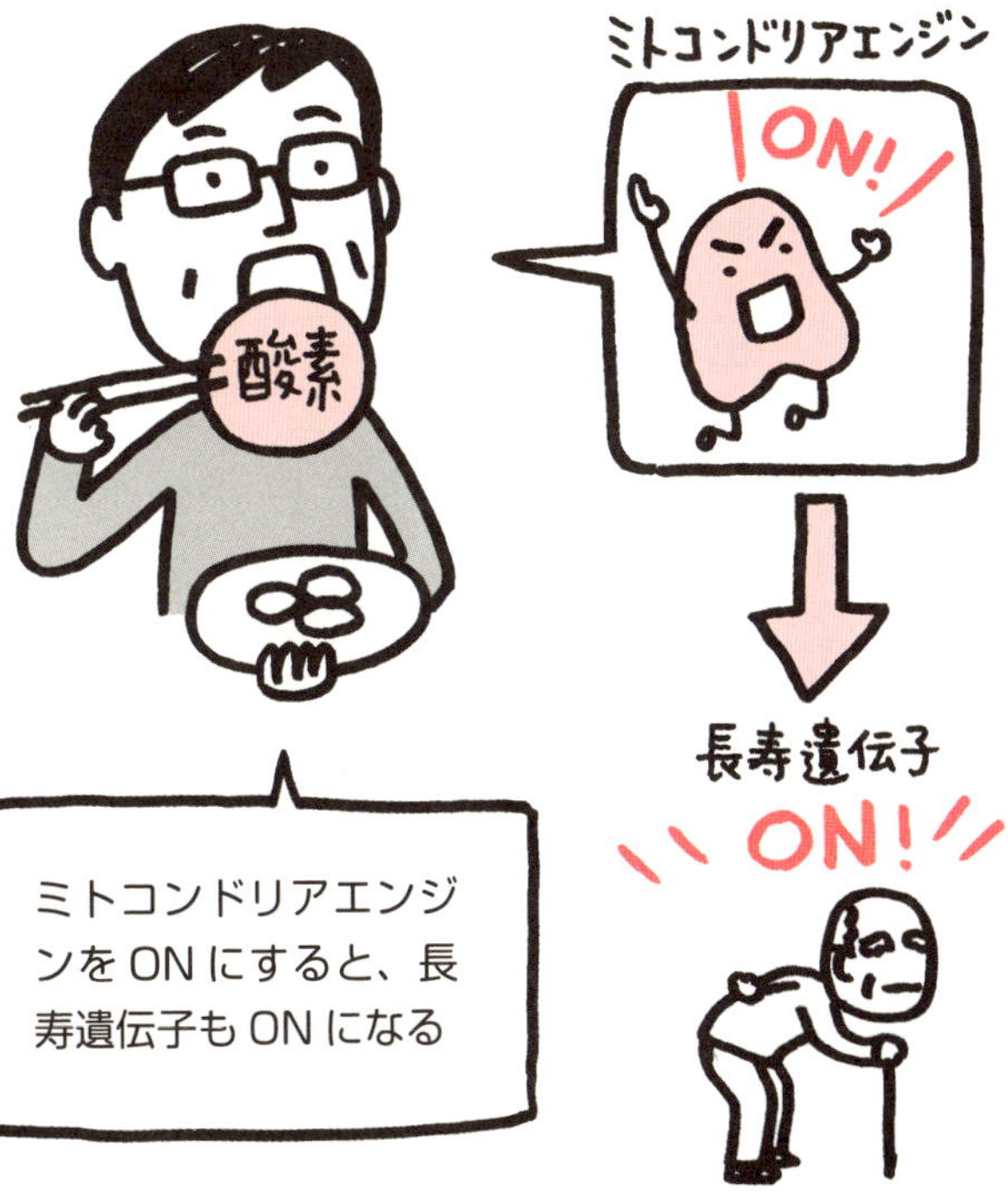

50歳代

50歳過ぎたら主食は不要

50歳を過ぎると40歳代の頃以上に基礎代謝は低下しています。それだけでなく、152頁にある通り人間の体を動かすエンジンが糖質をエネルギー源にするものから、酸素をエネルギー源にするミトコンドリアエンジンにと切り替わります。ですから食生活も見直す必要があります。50歳を過ぎてもそれまで通りに糖質＝主食をたっぷり摂っていると、生活習慣病やメタボリックシンドロームのリスクを高めます。体に余分に蓄積された糖質は、細胞の老化を早めるだけです。

50歳以降は、炭水化物の摂取は最小限にしましょう。主食のご飯やめん類を除き、その代わりにフィトケミカルや食物繊維を豊富に含んだ野菜、きのこ、海藻、豆類などを摂りましょう。どうしてもパンやご飯を食べたいときは白米よりも玄米、白いパンよりは全粒粉のパン、うどんよりはそばを選ぶと良いでしょう。

主食と間食、甘い清涼飲料水などを控えるだけで、かなりの糖質を抑えることができ、ミトコンドリアから無用の活性酸素を発生させずにすみます。

ここを腸Check!

- □ 50歳を過ぎたらご飯やめん類は不要
- □ どうしても食べたいときは玄米や全粒粉を
- □ 摂りすぎた糖質は無用の活性酸素を発生させる

白い食べ物よりも黒い食材を選んで

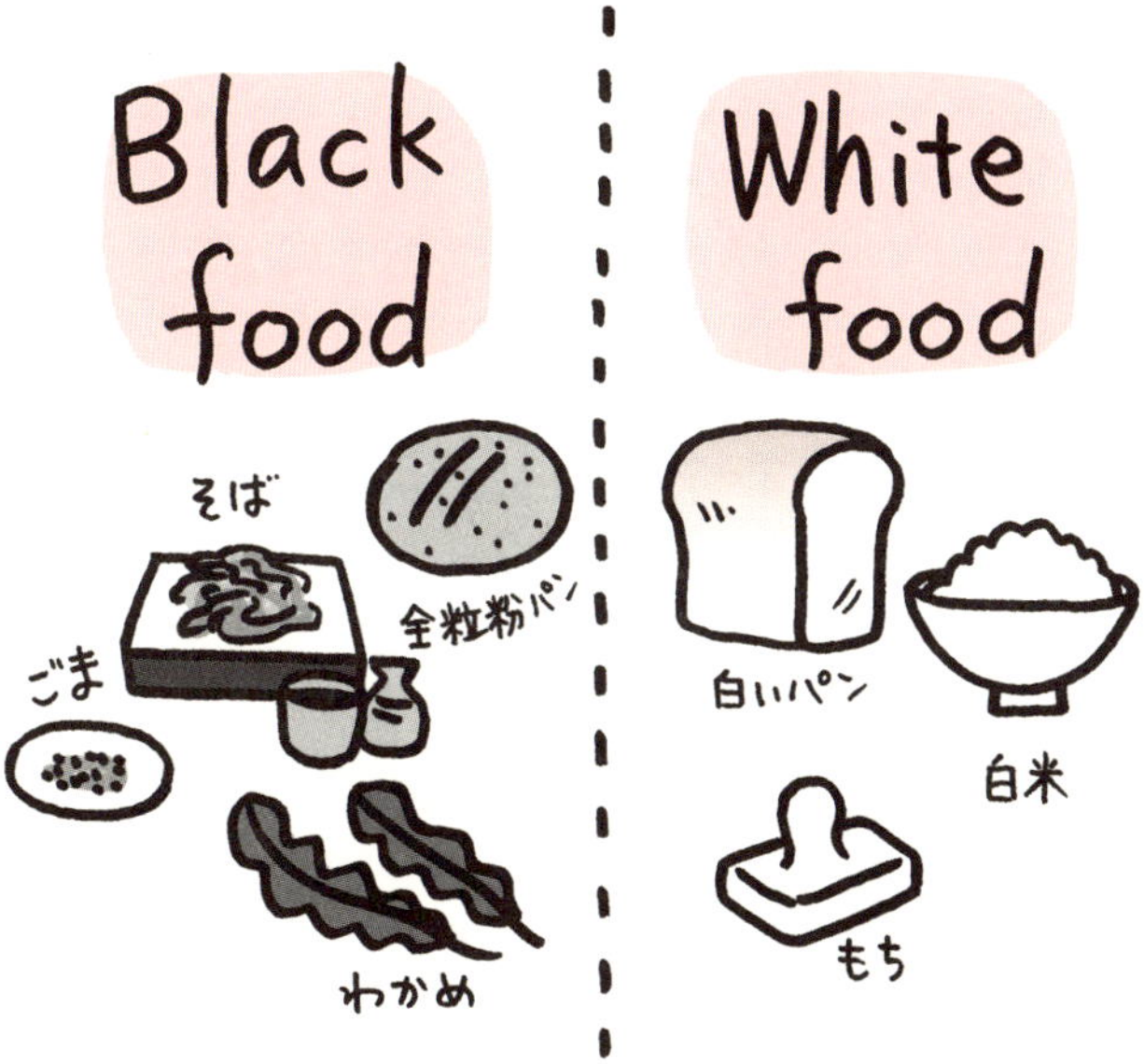
Black food
White food
そば
全粒粉パン
ごま
わかめ
白いパン
白米
もち

白い食材には炭水化物が多く含まれている傾向にあります。炭水化物を控えめにしたいときは黒い色がついたものを選んで食べましょう。

年代別の腸

50歳代 糖質から酸素へガソリン変更

若いときと50歳を過ぎてからではメインとなるエネルギー源が変わってくることはお話しました。では、50歳以降のメインエンジンとなるミトコンドリアエンジンの特徴についてご説明しましょう。

ミトコンドリアエンジンをうまく動かすために必要なのは「酸素」です。50歳以降になると解糖エンジンがまったく不要になるわけではないのですが、毎回の食事で必須になるほどではありません。それよりもミトコンドリアが活発に働くためには、体を冷やさないようにできるだけ体温を高く保つために体温やマッサージ、酸素をたくさん吸い込むような体の動かし方をするのが大切です。体をゆっくりと動かすヨガや太極拳などのスポーツがおすすめです。

ミトコンドリアエンジンには解糖エンジンのような瞬発力はありませんが、長時間持続して膨大なエネルギーを生成できる持続力があります。この作用を最大限に引き出すためには、糖質を控えることが重要なのです。

- ミトコンドリアエンジンに必要なのは酸素
- 酸素をたくさん吸い込むような運動が◎
- いつも体を冷やさない、37度をキープ！

50歳代を過ぎてからの生活

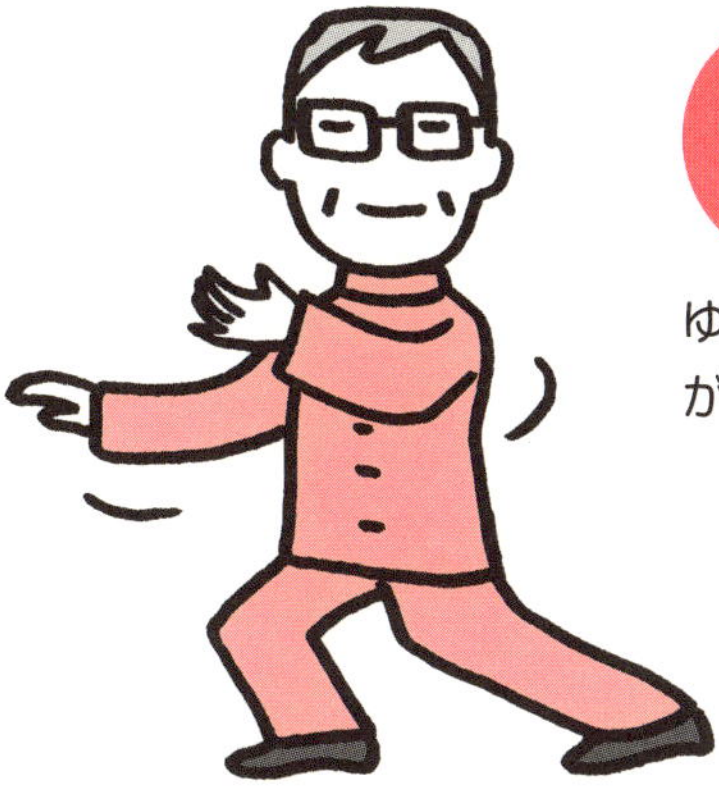

太極拳

ゆっくりとした動きが体に優しくて◎

温泉

体を温めててミトコンドリアエンジンを活性化！

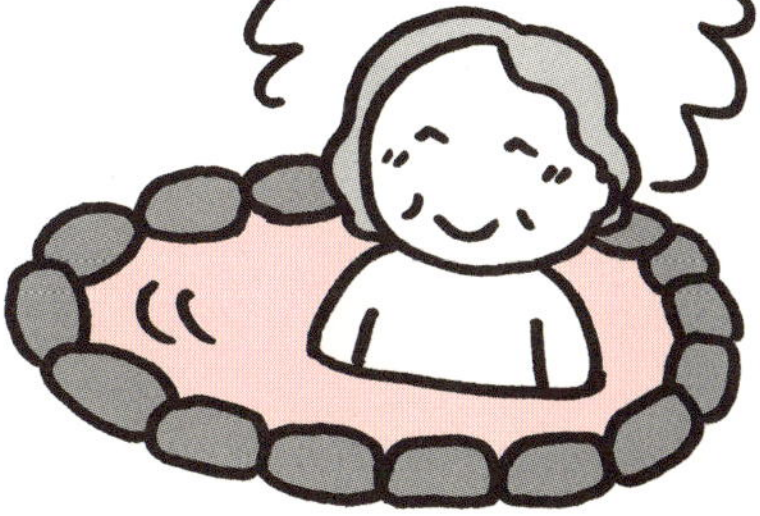

50歳代 若いときと同じ食事は脳も老化させる

糖質を減らすと、脳が働かなくなるのではないか、と思う方がいるかもしれません。今までの栄養学だと脳の唯一の栄養はブドウ糖だと考えられてきたからです。しかし50歳を過ぎると、体のエンジンが変わります。糖質をエネルギーとしないミトコンドリアエンジンになってから、若いとき同様に糖質を摂っていると、摂りすぎた糖質が活性酸素を過剰に発生させてしまいます。

その結果、脳の老化も進行させてしまうことがわかりました。

認知症の原因はさまざまですが、患者数が多いのはアルツハイマー型認知症と脳血管性認知症です。どちらも脳の血管が変化、または障害を起こし、それが原因で起こる疾患で、脳内に溜まった活性酸素が第一要因だと考えられています。つまり脳を老化させないためには、できるだけ糖質を控え、活性酸素の発生を抑えることが大切です。そうすることで、脳血管の軟化も防ぐことができます。食事の度ごとに白米やパスタをたっぷり食べたり、甘いものや清涼飲料水を間食する習慣は脳を老化させるのです。

ここを腸Check!

- 脳を動かすのはブドウ糖ではなく酸素
- 糖質を摂りすぎると活性酸素が発生
- 脳内に溜まった活性酸素が認知症の原因

50歳を過ぎたら食生活も見直して

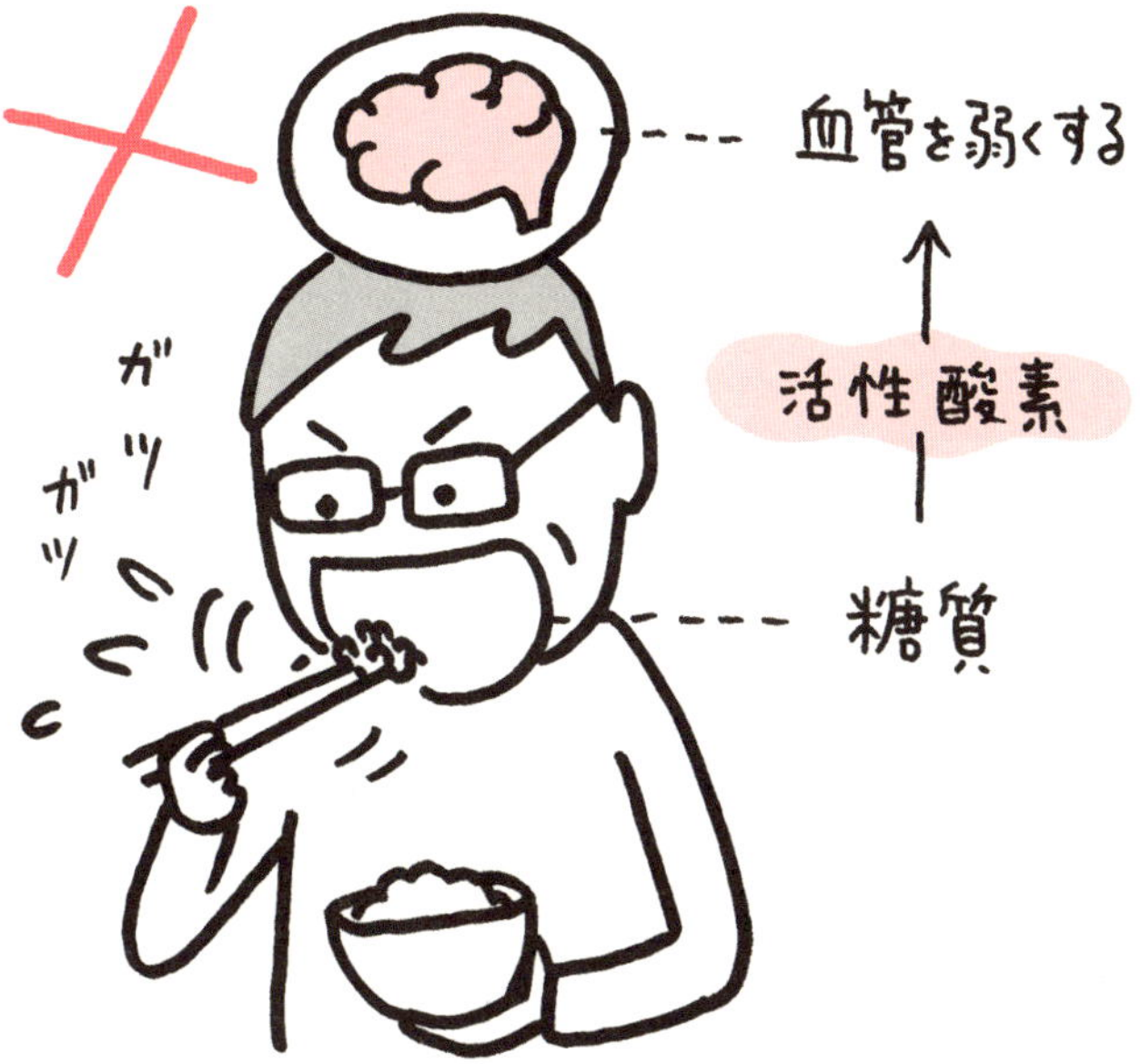

今まで通り糖質を摂っていると活性酸素が活発化し、脳の血管を弱くすることも。

年代別の腸

50歳代

主食抜きダイエットで長生き

長寿遺伝子という存在をみなさんはご存知でしょうか。

私たちの老化をコントロールしているのは、サーチュイン遺伝子といわれる長寿遺伝子でした。この遺伝子には、ある程度の負荷をかけたほうがより活発になるということがわかっています。長寿遺伝子をオンにする方法の1つは、カロリー制限です。米国ウィスコンシン大学で、アカゲザルを使った興味深い実験があります。カロリー制限をまったくしないグループと、30パーセントのカロリーカットをしたグループを約20年間、同じ環境で飼育しました。その結果、カロリー制限をしたグループの方が長生きし、見た目も活動力も若々しさにあふれていたのです。

私たちもこの実験と同じことが当てはまります。「腹7分目」という言葉があるように、満腹になるよりも「腹7分」で抑えていたほうが、長生きできるのです。タンパク質やビタミン、食物繊維などの量は減らさずに、カロリーを減らすためには主食である炭水化物を抜くのが一番です。

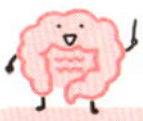

ここを腸Check!

- □ 50歳過ぎたら糖質は不要
- □ 長寿遺伝子をオンにするにはカロリー制限を
- □ 50歳過ぎには主食抜きダイエットがおすすめ

アカゲザルの実験

●好きなときに
好きなだけ食べたグループ

↓ 20年後

1/3が死に、生きているサルも体毛が抜け、シワが多く、明らかな老化が見られた

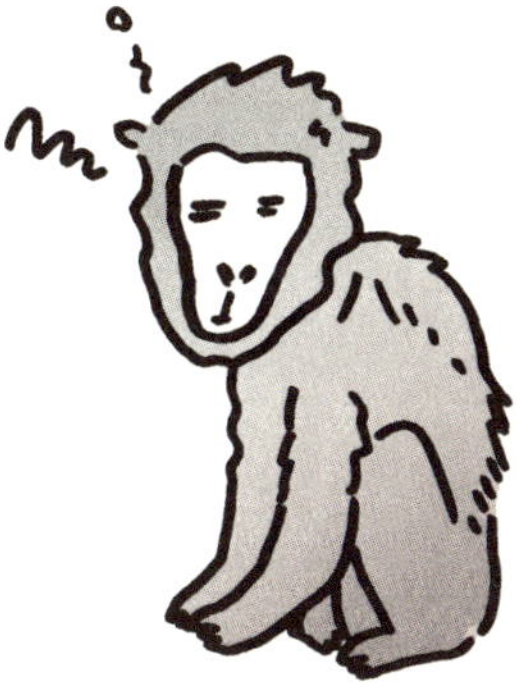

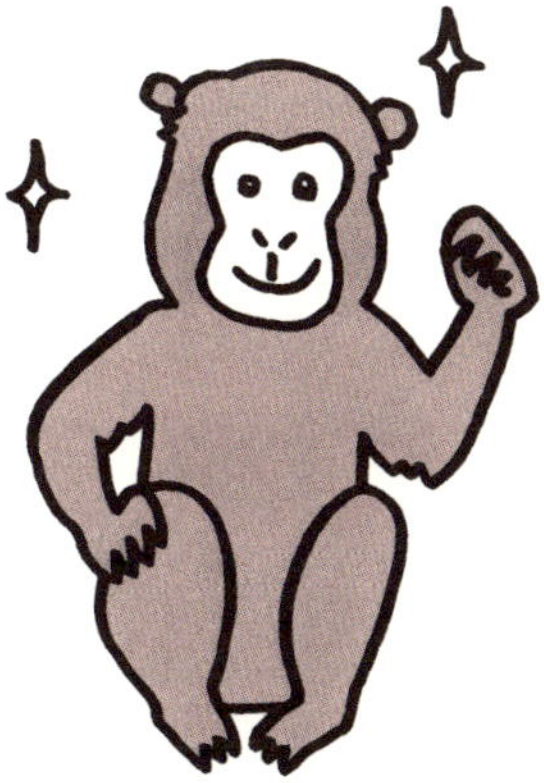

● 30%の食事制限をしたグループ

↓ 20年後

20%が死に、生きているサルは見た目も若々しく活力にあふれていた

腹7分目

『腹7分目』が若さと健康の秘訣！

50歳代

50歳過ぎてからのマラソンは危険

長寿遺伝子をオンにするためにカロリー制限とともに有効なのは、運動です。運動によって筋肉を収縮させると、長寿遺伝子の働きを引き出すことができると考えられています。どのような運動が適しているのかというと、体内にたくさん酸素を取り入れる有酸素運動です。ゆっくりとした呼吸法にも合わせて行うヨガや太極拳、ウォーキングなどがおすすめです。

有酸素運動というと、近頃流行りのランニングを思い浮かべる人も多いかもしれません。しかし、50歳を過ぎてからのフルマラソンは危険です。自分ではまだまだ若いつもりですが、実際の体はミトコンドリアエンジンに切り替わっています。運動したあとに筋肉痛になるような運動は、体に過度の負担をかけ、活性酸素を多く発生させて老化を進めてしまいます。

また長寿遺伝子は肥満の体には働かないこともわかっています。50歳を過ぎたら標準体重を目指して、長寿遺伝子を目覚めさせましょう。

ここを腸Check!

- □ 長寿遺伝子は運動によってスイッチが入る
- □ 筋肉痛にならない程度の緩やかな運動が◎
- □ 長寿遺伝子は肥満体には働かない

筋肉に過度の負担をかけるのは危険？

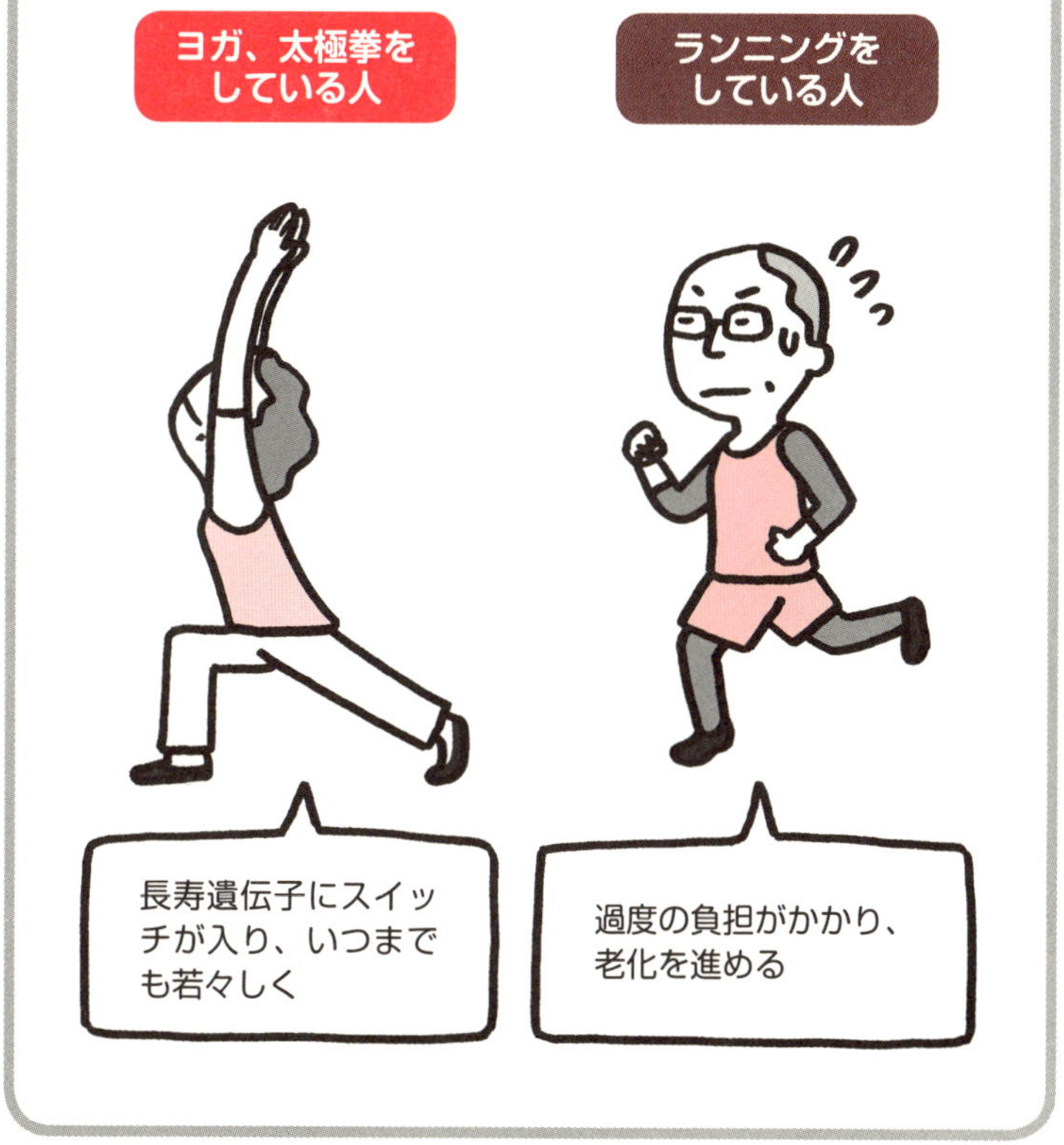
ヨガ、太極拳をしている人
ランニングをしている人
長寿遺伝子にスイッチが入り、いつまでも若々しく
過度の負担がかかり、老化を進める

年代別の腸

60歳代

60歳からの腸生活

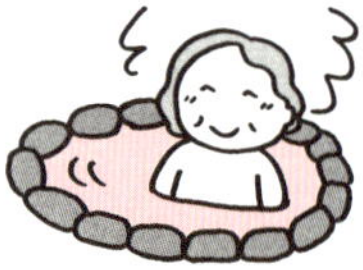

60歳突入

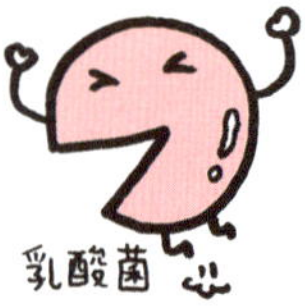

とにかく
善玉菌を増やす

60歳は還暦といわれる節目の年です。60歳代になると、どこかしら、体の不調が現れて、病院にかかることも多くなるでしょう。腸内環境の経過観察もそろそろ気にかけてください。

60歳代になっても、腸内環境の基本ベースは変わりません。善玉菌たっぷり、悪玉菌少々、日和見菌ほどほどに。これがベースなことには変わりませんが、老化とともに、悪玉菌が増えやすくなっているということを忘れないでください。悪玉菌が増えると、大腸がんや大腸ポリープなどの腸内の疾患にかかりやすくなります。そのためにも、善玉菌のエサとなるような、発酵食品を多く摂ることをもう一度見直してみましょう。40歳代のころから少しずつ控え

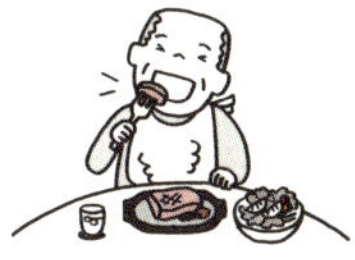

ほどほどに
タンパク質を

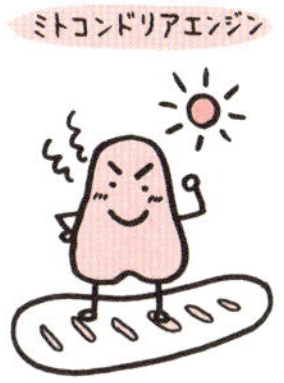

メインは「ミトコン
ドリアエンジン」

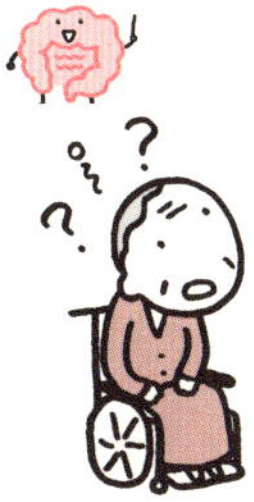

活性酸素を
抑える

てきていた肉などのタンパク質は、食べる機会を増やす必要はありませんが、さらに減らす必要性もありません。コレステロールを含む肉は細胞の壁や筋肉の組織の原料になります。また、コレステロール値が下がりすぎるとがんになりやすくなるという報告もあるほどなので、週3回までならば、肉を食べても良いでしょう。

　ただし、タンパク質の食べ過ぎは活性酸素を生み出し、四大疾病を誘発しますので、ほどほどにしましょう。

ここを腸Check!

- □ コレステロール値の下がりすぎはがんの死亡率を上げる
- □ 乳酸菌、オリゴ糖を摂って善玉菌をたくさん増やす
- □ 活性酸素を出さないような食生活を心がける

年代別の腸

60歳代 発酵食品は長寿を導く

60歳代に入るとあとはいかに長く生きるか考えましょう。ヨーグルトに含まれるビフィズス菌が、腸内細菌を元気にしてくれることは良く知られていますが、その他にも納豆や味噌、ぬかみそ漬けなどの発酵食品が腸内に入ると、腸内フローラのバランスも良くなり、その結果免疫機能が高まることがわかりました。

日本の食卓には、古来から発酵食品が多く登場していました。醤油、酢、みりん、味噌などの基本調味料はすべて麹菌からつくられた発酵食品。かつお節や日本酒、焼酎も発酵食品です。こうした食品を日常的に摂っていると、腸内細菌が増え、免疫力が高まり、結果的に長生きになるのです。

しかし食の欧米化が進む中、これらの発酵食品が日本人の食卓から姿を消しつつあります。代わって増えてきたのは肉、砂糖、油の多い食事。これらは体内で多くの活性酸素を発生させ、老化を進めてしまいます。日本人の長寿を支えてきたのは伝統的な和食のおかげです。ぜひ見直しましょう。

ここを腸Check!

- □ 発酵食品は免疫力を高める
- □ 日本の伝統食には発酵食品がいっぱい
- □ 日本人の長寿は和食が支えてきた

日本古来の食材には長寿になるものがたくさん！

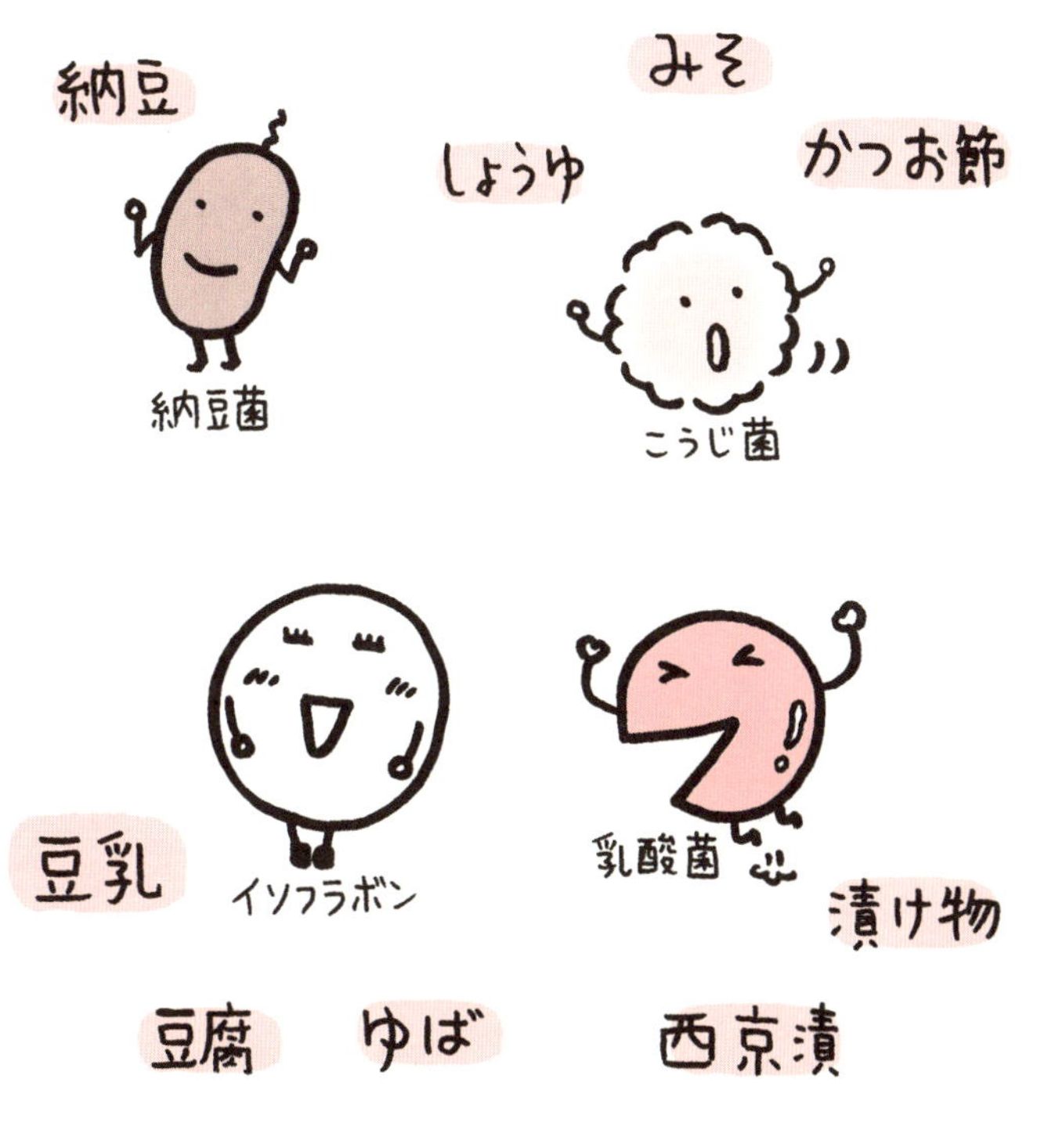
納豆
みそ
しょうゆ
かつお節
納豆菌
こうじ菌
豆乳
イソフラボン
乳酸菌
漬け物
豆腐
ゆば
西京漬

60歳代 適度にコレステロールを摂る

牛肉、豚肉、鶏肉は貴重なタンパク質源ですが、脂肪には飽和脂肪酸が含まれています。これは私たちの体内に入ったときに血管を詰まらせる危険性があり、高齢になってからは「控えた方が良い油脂」ととらえられています。

しかしこれらの肉には飽和脂肪酸だけでなく、コレステロールも含まれています。コレステロールは細胞膜や性ホルモンをつくる原料であるとともに、筋肉をつくる材料にもなります。50歳を過ぎても細胞や筋肉は日々生まれ変わっていることを忘れないでください。コレステロールは無くてはならない存在なのです。また、コレステロール値を下げると心筋梗塞の死亡率は15パーセント減少したものの、がんの死亡率は逆に43パーセントも増加したというおそろしい調査結果もあります。コレステロール値が低いとうつ傾向になりやすいこともわかってきました。

このようにコレステロールは健康を支えるのに不可欠です。ただし食べ過ぎは禁物なのでお肉は週3回までに。抗酸化作用のある野菜も一緒に摂りましょう。

ここを腸Check!

- □ コレステロールは細胞や筋肉などの原料
- □ コレステロールを控えるとうつ傾向に
- □ コレステロールを控えるとがんのリスクが上がる

元気で長生きの秘訣は肉！

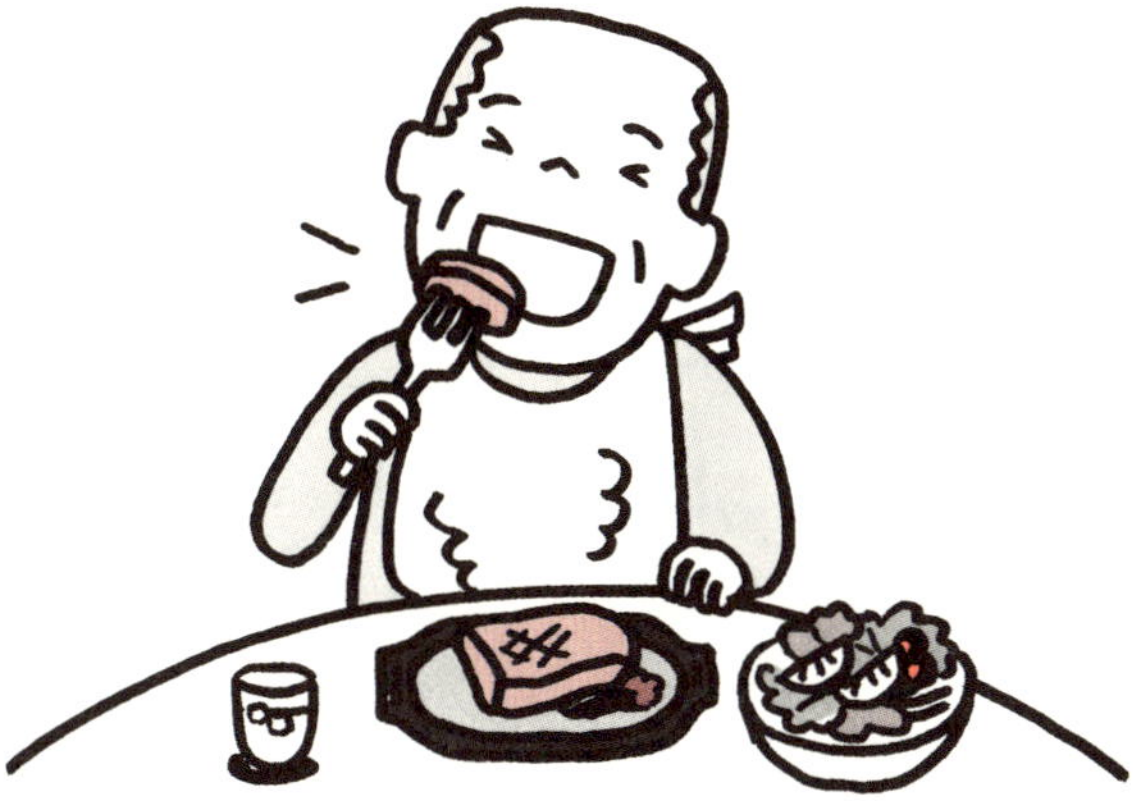

ポイント1
肉を食べるときはフィトケミカルたっぷりの**野菜も一緒に！**

ポイント2
牛や豚肉なら**低脂肪のヒレ肉やもも肉**がおすすめ

ポイント3
肉食は週３回まで。４回以上はカロリー過多＆免疫力ダウンに

年代別の腸

60歳代

四大疾病には活性酸素が関係している

日本において、健康を害する四大疾病といわれているのが「がん・心筋梗塞・脳卒中・糖尿病」です。そしてこの四大疾病のいずれもが、活性酸素が関係していることが明らかになっています。たとえばがん細胞は、正常な細胞の遺伝子に傷がつくことによって生まれますが、細胞を傷つけるのは活性酸素です。

私たちは酸素や食べ物を取り込み、体内でエネルギーをつくり出して生命活動をしています。そのエネルギーを50歳過ぎてから生成する「ミトコンドリアエンジン」を活発にしておけば、四代疾病のリスクも低くなることでしょう。

四大疾病患者の増加は、メインがミトコンドリアエンジンに移っているのに、高糖質・低体温・低酸素で解糖エンジンを活性化させた状態の食生活に原因があると私は考えています。1日3食、糖質、主に炭水化物たっぷりの食事は活性酸素を大量に発生させてしまうのです。そうした食生活を控え、ミトコンドリアエンジンを活発にする酵素をたっぷりと摂り、体温を上げて免疫力をアップさせることが大切です。

ここを腸Check!

- □ 老化や病気のほとんどは活性酸素が関係している
- □「解糖エンジン」の働きを抑えれば活性酸素の発生を減らせる
- □ 50 歳以上の人は糖質の豊富な食品を控えればがん予防にもなる

四大疾病を起こす活性酸素

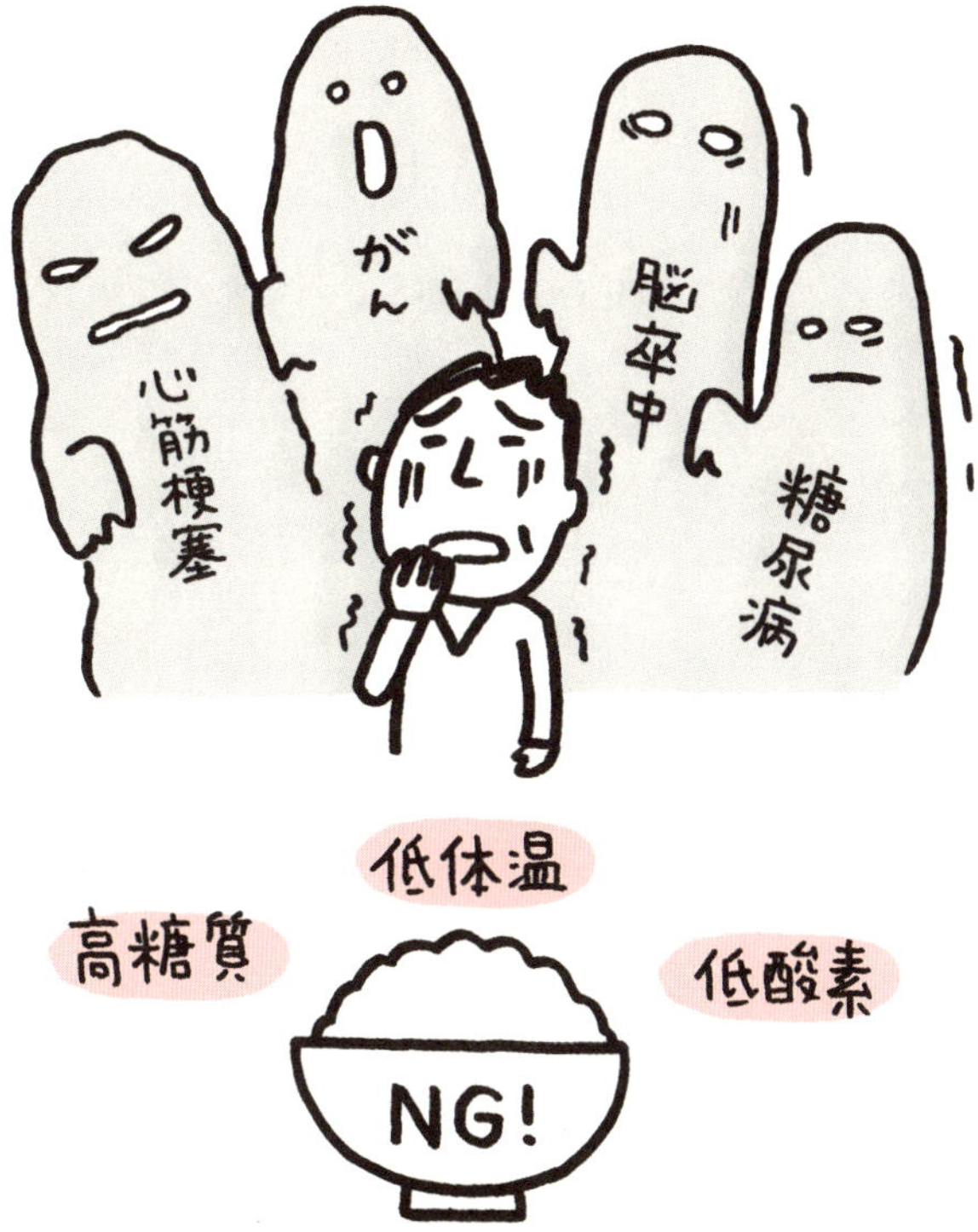
心筋梗塞
がん
脳卒中
糖尿病
低体温
高糖質
低酸素
NG!

年代別の腸

60歳代 藤田式長寿食のススメ

ちょっと信じられない話かも知れませんが、ヒトは皆、もともと「100歳」という寿命を持って生まれてきています。しかも、生活習慣に目を向けて日々気を配ることで、その寿命を125歳まで延ばすことができるのです。この詳細はおいおい述べるとして、まずは、介護が必要になりながら長生きするのではなく、しっかりと自立した生活を送りながら、元気はつらつと125年の一生をまっとうするための方法をご紹介しましょう。

その具体策を10カ条にまとめ、左のページに記しました。秘訣は「食べ方を変える」ということになるかと思います。1つ1つの項目には、それぞれに理論的な根拠がもちろんあるのですが、実践するうえでは特別に難しいことはありません。たとえば最後の生きがいを持って暮らすということについては、色々なことに常に興味を持ち続けることであなたの生きがいとなって行くでしょう。根拠のないアンチエイジング方法に惑わされることなく、この長寿食を毎日忘れずに実行すれば、間違いなく125歳まで元気に生きられると私は確信しています。

ここを腸Check!

- □ 寿命は125歳まで延ばすことができる
- □ 長寿の秘訣は、（とくに50歳からの）食べ方を変えること
- □ 生きがいを見つければ元気で生きられる

藤田式長寿食のススメ！

125歳までハツラツと生きるための10カ条

1. 50歳を過ぎたら、白米や甘いものは食べない
2. 色が濃く、香りの強い野菜をたっぷりと食べる
3. 食べ過ぎ、飲み過ぎはテロメアを縮める
4. 一口30回よく噛んでゆっくり食べる
5. 具たっぷりの味噌汁は長寿パワー食
6. 生の水が病・ボケ・老いを防ぐ
7. 食品添加物にまみれた食品は慎むべし
8. 週に2～3回は肉を食べよう
9. でっかいウンチをしよう
10. 生きがいを持って、努めてでもおおらかに暮らそう

便秘を抑制する「の」の字マッサージ

便を出すためには腹筋が大切という話をしましたが、腹筋運動は誰でも簡単にできるものではありません。年齢を重ねている人には、少しきつい運動になってしまうかもしれません。

少しでも腸の蠕動《ぜんどう》運動を活発にするために、腸を刺激する腸もみをしてみるのはどうでしょう。生まれたての赤ちゃんも良く便秘になります。ベビーマッサージで行われるのが、「の」の字マッサージといわれるものです。お腹を「の」の字を描くようにぐるぐるとマッサージをします。これは大人にも効果があります。お風呂に入って体を洗う時に少し意識して「の」の字を描くように体を洗ってみましょう。腸を刺激して、便秘が改善されるかもしれません。痛くないような力加減を心がけてください。

5章 長寿の腸

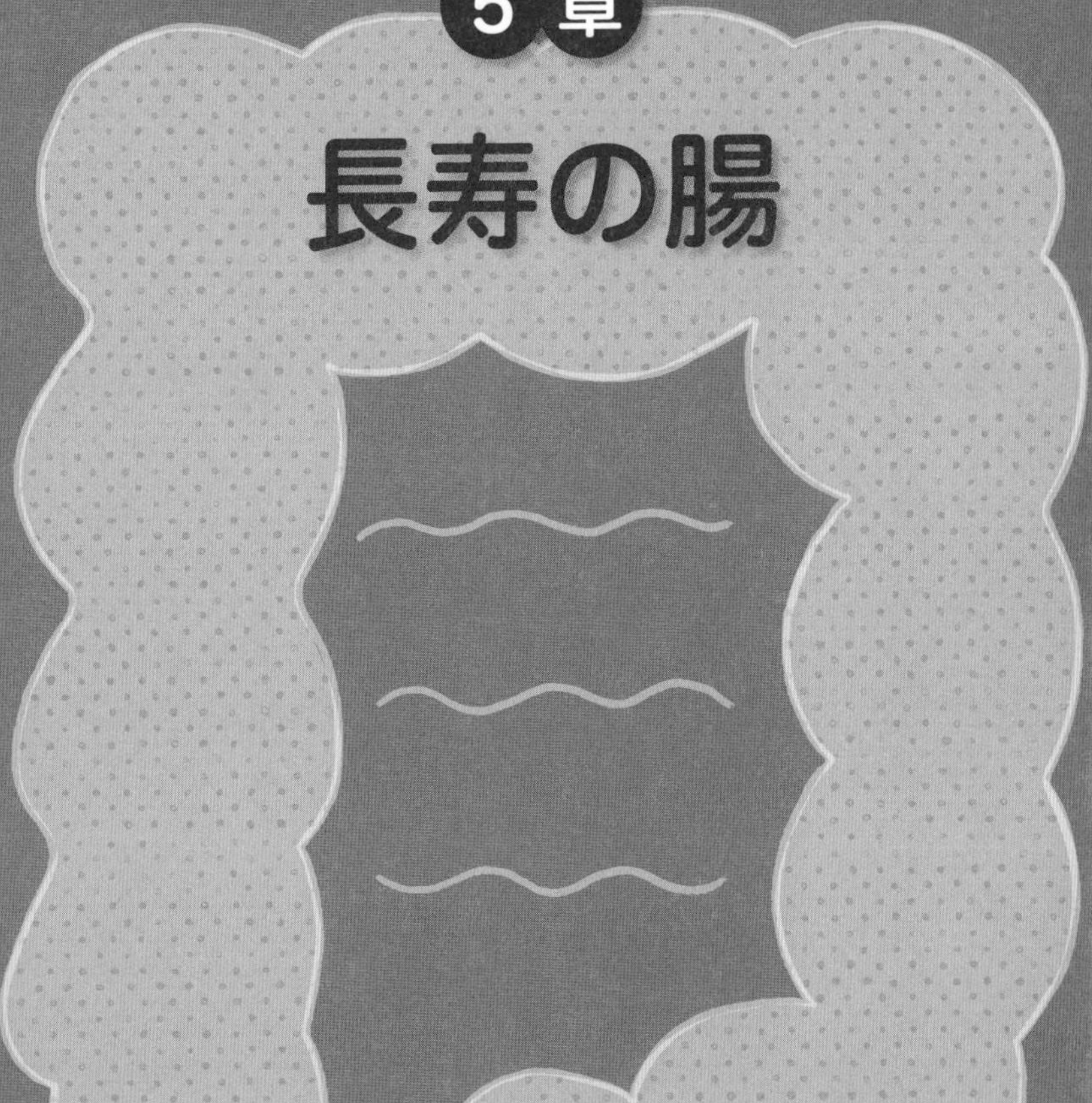

長寿の腸

人間の寿命はもともと100歳

遺伝子、病気、生活習慣などさまざまな要素が絡み合っているように見えるため、人間の寿命には個人差があると思っている人は少なくないでしょう。ところが、実は誰もが「100歳」という寿命を持って生れてきています。もう少し正確にいい換えれば「人間には本来、100歳まで元気に生き続ける遺伝子が備わっている」のです。

私たちの体は60兆個もの細胞の集まりで成り立っています。そのほとんどの細胞は中に核を持ち、核内に連なる遺伝子がDNAを形成しています。DNAは非常に長い分子であるため、核の中に整然と収めるために英字のX字状の生体物質が形成されて収納されます。この生体物質が染色体です。さらにその末端には染色体がほどけて不安定化が起こらないよう、テロメアと呼ばれる構造体が鞘のようにかぶさって守っています。実はこのテロメアの長さこそが、人の寿命を決定づけているのです。テロメアはまたの名を「寿命の回数券」ともいいます。誕生時には約1万塩基対あり、年平均50塩基ずつ減っていくとして、細胞の寿命が尽きる5千塩基対になるまでに100年というわけです。

ここを腸Check!

- 誰もが「100歳」という寿命を持って生まれてきている
- 寿命を決定づけているのはテロメアの長さ
- テロメアは人の60兆個もの細胞を統制する指揮者

テロメアは細胞の指揮者

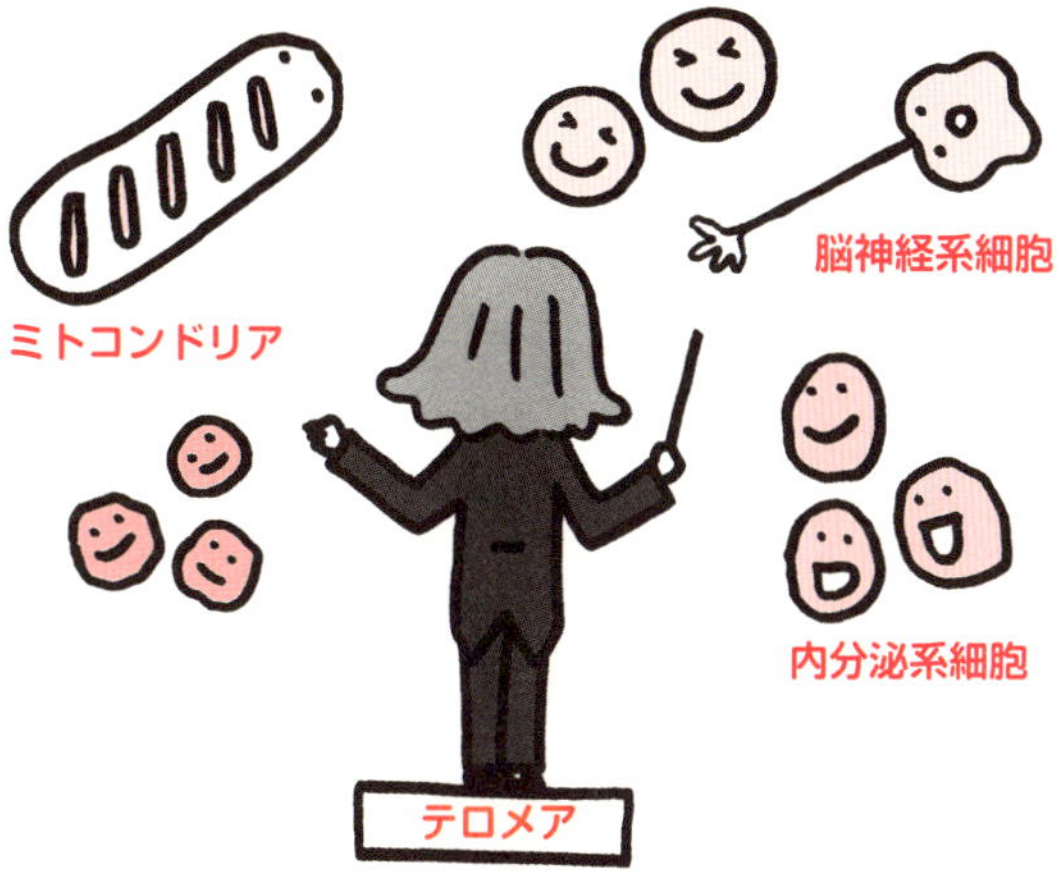
ミトコンドリア
脳神経系細胞
内分泌系細胞
テロメア

人の体はオーケストラのようなもの

- 人体は、およそ60兆個の細胞から形成されている。指揮者であるテロメアのタクトに従って1つの個体として動いている。
- 外見も内側も美しく均整のとれた体を持っているのはテロメアのおかげ。
- テロメアを理解すれば寿命をまっとうする方法が鮮明になる。

長寿の腸

腸年齢が若いと長生き

腸内細菌の第一人者である東大名誉教授は、「脳の中に別の臓器があるようなものだ」と述べています。それほど腸内細菌は大切な役目を果たしています。腸内細菌の種類は50種類以上とされていますが、病原菌を排除して食べ物を消化するもの、必要なビタミン類を合成するもの、腸が排出した物質を有用なものに変えるリサイクル菌もいて、これらは互いに栄養をやりとりしながら密接な関係を築いています。幸せ物質のドーパミンやセロトニンの前駆体を脳に送ったり、免疫の70パーセントをつくっているのも腸内細菌です。

腸内の細菌がたくさん集まる細菌叢《きんそう》が一定のバランスを保っている人は健康ですが、細菌のバランスがくずれると悪玉菌が増え、いろいろな病気を引き起こします。

理化学研究所の光岡教授らのデータによれば、長寿地域として名高い沖縄県と山梨県棡原村（現・上野原町）の高齢者の腸内細菌をみると、東京都の高齢者に比べ「腸年齢が若い」ということがわかっています。前者はビフィズス菌が約10倍多く、ウェルシュ菌は100分の1だったのです。腸年齢が若いと長生きするということができます。

ここを腸Check!

- □ 腸内細菌は大切な働きを担っている
- □ 健康な人は腸内細菌が一定のバランスを保っている
- □ 長寿地域の高齢者は腸年齢が若い

長生きのひみつ

腸内細菌のはたらき

1. 病原菌を排除する
2. 消化を助ける
3. ビタミンを合成する
4. 幸せ物質の前駆体を脳に送る
5. 免疫力をつける

地域別　高齢者の腸内細菌数

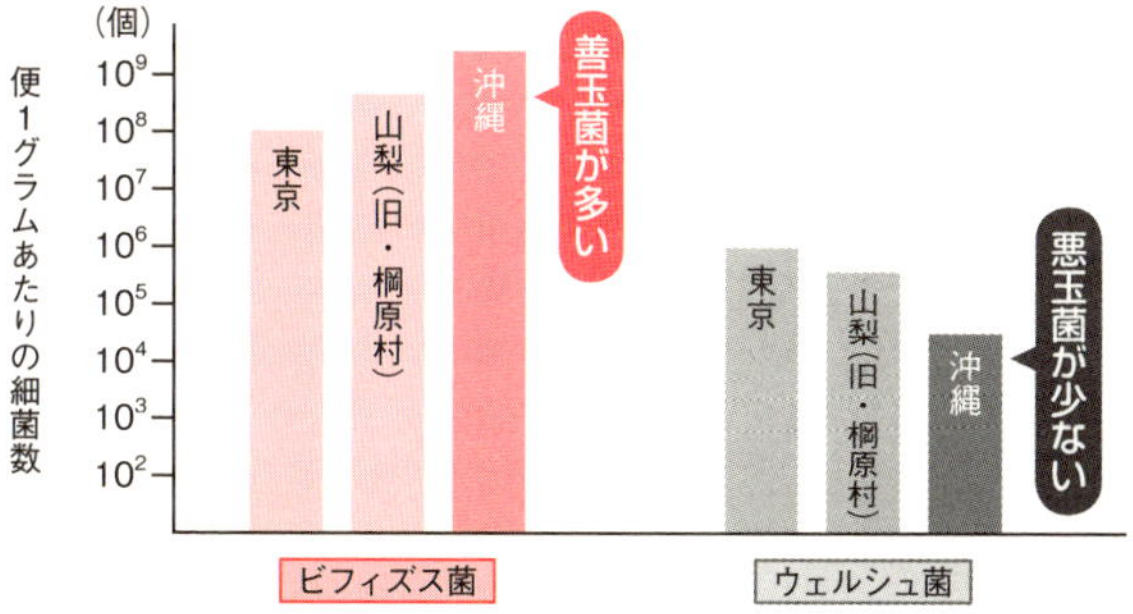

長寿の腸

寿命を伸ばすテトラ細菌

人の寿命と深く関わっているのは、「ミトコンドリア」「テロメア」「長寿遺伝子」「腸内細菌」という4つの微小の物質たちです。これらは生まれた時から体の生理機能を維持しようと働いています。

一方、人間の体は50歳を境に、大きく生理機能が変わることがわかっています。四大疾病の患者数がちょうどこの頃を境に急増する理由も、この辺りの事実と関係しています。さらに、4つの微小物質のうち、「ミトコンドリア」と「長寿遺伝子」の活性を高めるのは、50歳を過ぎないとできないということが最近わかりました。いつまでも長く健康であり続け、長寿につなげられるかどうかは、このタイミングを活かしてこれら4つの物質を日々の生活の中でいかにうまく活性化できるかにかかっているといえます。ミトコンドリアは細胞内にあり、1つの細胞内に数個から数千個の数が存在しています。最大の役割は酸素を吸ってエネルギーを生成するエンジンとしての働きです。ミトコンドリアエンジンは瞬発力はないものの、膨大なエネルギーを長時間生成する持続力があります。

ここを腸Check!

- □ 4つの微小物質をいかに活性化できるかが長寿のカギ
- □ 人間の体は50歳を境に大きく生理機能が変わる
- □ 「病まない」「ボケない」「老いない」人生は誰にでも実現できる

不老長寿の扉を開く 4つの微小物質との関わり方

- **ミトコンドリア**をよく働かせる

できるだけ体を冷やさないようにして体温を高く保ち、酸素をたくさん吸い込むような体の動かし方が良い（太極拳、ヨガなど）。

- **長寿遺伝子**をオンにする

長寿遺伝子は「カロリー制限」と「運動」によって働き出すことがわかっている。長寿遺伝子を眠っている状態からオンにできるのは50歳以上の人だけができる特権。

- **テロメア**をムダ使いしないことがポイント

「寿命の回数券」と呼ばれるだけあって、一度減ってしまったテロメアを延ばすことはできない。減らさないように心がけることがポイント。

- **腸内細菌**を増やして免疫力をアップ

乳酸菌などの細菌を豊富に含む発酵食品をできるだけ毎日摂り、腸内の免疫バランスを整えることが大切。

長寿の腸

「ピンピンコロリ」は腸から

ピンピンコロリとは、まさにいい得て妙で、老いてもかくしゃくとして元気いっぱい人生を楽しみ、最期のときが来たら家族に迷惑をかけることなくコロリと逝く。そんな理想の長生きのしかたをいい表していると思います。では、どうしたらピンピンコロリと生きられるのかというと、当たり前のようですが、まず必要なのは病気をしないことです。

そのためには、体の中に備わっている免疫力を高めることが大切です。免疫力は、病原菌などから体を守って病気を防いだり、かかった病気を治そうとする力です。免疫力が高い状態で働いていれば、四大疾病の1つであるがんも、近年患者数が増加傾向にあるうつ病などの心の病も遠ざけることができます。逆に免疫力が弱まると、風邪などの感染症にかかりやすくなるだけではありません。近年患者数が増大しているアトピー性皮膚炎やぜんそく、花粉症などのアレルギー疾患は、免疫のバランスがくずれたことが原因です。

免疫力の7割は、腸で決まります。そして、その向上に重要な役割を担っているのが「腸内細菌」なのです。腸管内に潜む腸内細菌を育てれば、確実に免疫力は高まります。

ここを腸Check!

- □ ピンピンコロリに必要なのは病気をしないこと
- □ 免疫力アップのキーワードは「腸内細菌」
- □ アレルギー疾患も、免疫バランスのくずれが原因

免疫の働き　3本の柱

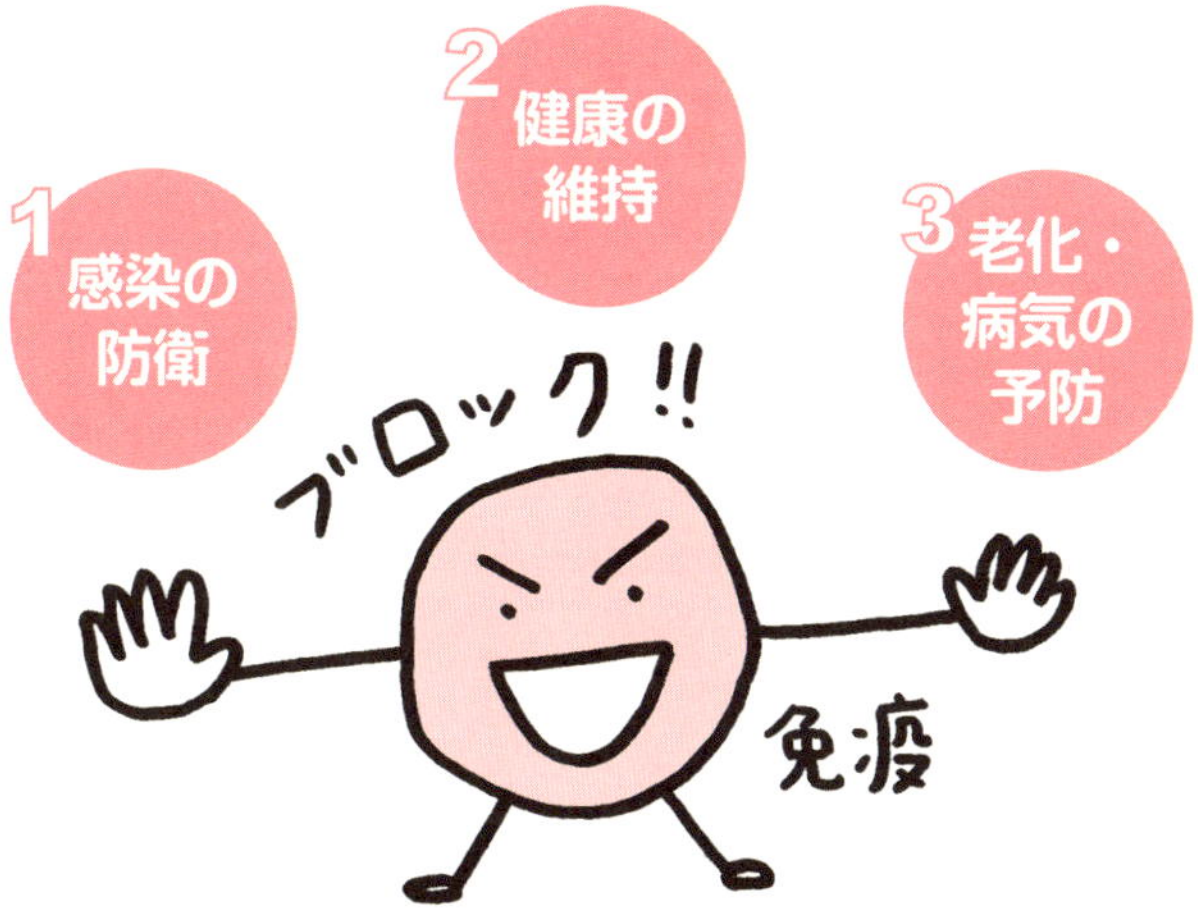
1 感染の防衛
2 健康の維持
3 老化・病気の予防
ブロック!!
免疫

●免疫力の７割は腸から！

免疫力を発揮する細胞のほとんどは腸内の粘膜に集中している。ここで、体全体の免疫機構も支えている。あとの３割は心が関与しており、自律神経のバランスによるホルモンの産出が免疫の働きを左右する。

ＮＫ細胞活性が強いとがんにならない

人体は約60兆個もの細胞で構成され、そのうちの約２パーセントが毎日新しく生まれ変わっています。このうちごく一部の細胞で遺伝子が傷ついて、がん遺伝子が目覚めてしまうことがあります。意外に知られていませんが、私たちの体の中では毎日３０００〜５０００個のがん細胞が発生しているのです。がん細胞の発生は、発がん物質の働きかけによりＤＮＡの中で眠っているがん遺伝子が目覚めることからはじまります。そして、発がん促進物質によって細胞が変化し、分裂してがん細胞になります。これが異常に増殖したものが「がん」なのです。

「がん」にならないように、体の中で働いているのがＴｈ－１細胞の免疫システムです。そのなかでも早期に出動してがん細胞をいち早く攻撃し、がんを阻止するもっとも重要な免疫細胞がＮＫ（ナチュラルキラー）細胞です。ほかの免疫細胞と異なり、このＮＫ細胞は、簡単に活性をコントロールすることができます。楽しくポジティブな考え方をして、日常生活の中で、ＮＫ細胞をできるだけ活性化するように努めれば、がんは予防できるのです。

ここを腸Check!

- □ がんを阻止する重要な免疫細胞がNK細胞
- □ NK細胞は笑うだけで活性化する
- □ 心の持ち方で免疫力が変わる

咽頭がん患者の生存率とNK細胞活性の関係

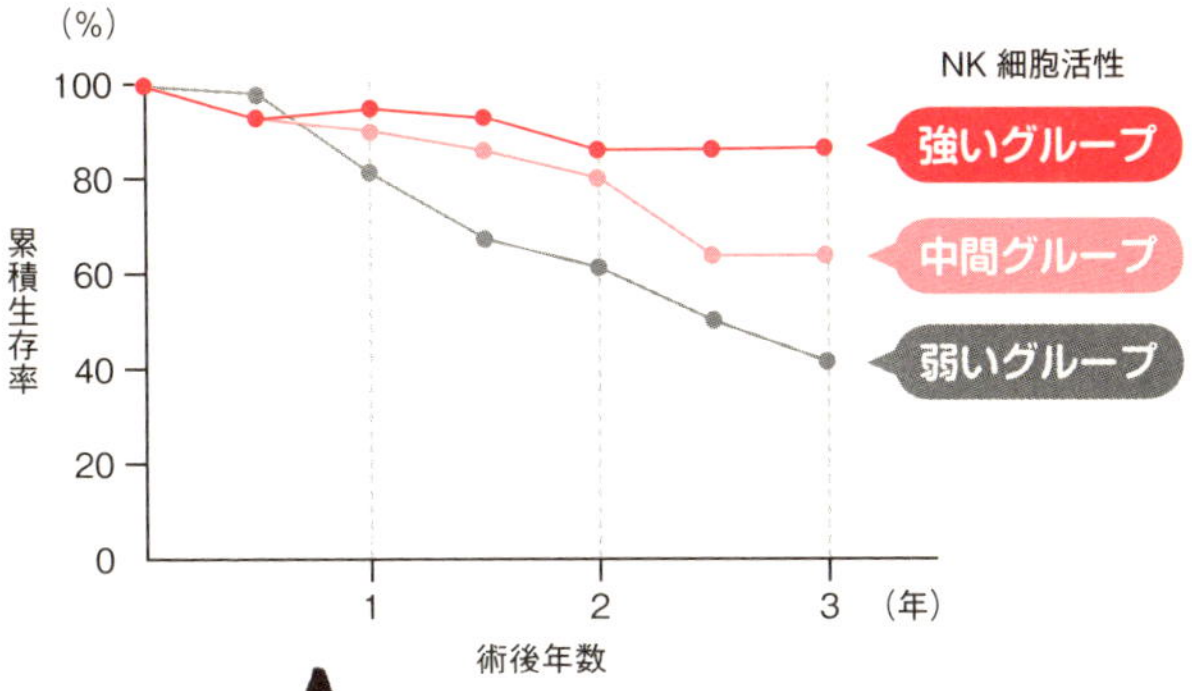

咽頭がんになった人のNK細胞活性を手術前に測定。表は、活性が強いグループ、中間グループ、弱いグループに分けて術後3年間のがん再発率を比較した研究結果です。NK細胞活性の強い人ほど、生存率が高いことがわかりました。

楽しく生き生きとした生活をして、NK細胞活性が高い人はがんになりにくかったり、万一がんになっても再発率が少ないという事実もあります。

長寿の腸

寿命は生活習慣しだい

寿命は、運命によって決められているようなものではありません。もともと人間の体は100歳という寿命を持って誕生します。この期間を元気に生きてまっとうするのも、短くしてしまうのも日頃のあなた方の生活習慣次第です。というよりも「寿命の回数券」と呼ばれるテロメアの使い方しだいといって良いでしょう。寿命に関わる物質であるテロメアは、大事に使えば無駄に減っていくのを抑えることができます。

テロメアの短縮を促すのは、第1に細胞分裂です。私たちの体は、細胞分裂をくり返しながら生命を維持していますが、そんな細胞分裂のたびにテロメアは末端から消えていきます。また細胞そのものは、病気によって死滅した細胞を補う際に、分裂が速まります。

肥満や高血圧、糖尿病などはとくに細胞が死滅しやすい病気。つまりテロメアの無駄使いです。これらの病気が寿命を縮めてしまうのは、細胞分裂が速まることを余儀なくされるため、テロメアの短縮が加速しやすいことが一因となっています。テロメアを必要以上の短縮から守るのは、病気にならないような生活習慣を身につけることにほかなりません。

ここを腸Check!

- ☐ 寿命は生活習慣しだいで、自分で決められる
- ☐ テロメアを大事にする生活をしていると短縮速度をゆるやかにできる
- ☐ 細胞は死滅した細胞を補うときに分裂を速める

テロメアを短縮から守る＝病気をしないような生活習慣

- 肥満や高血圧、糖尿病などはとくに細胞が死滅しやすい
- 死滅した細胞を補うために細胞分裂が速まる
- 細胞分裂はテロメアの短縮を促す

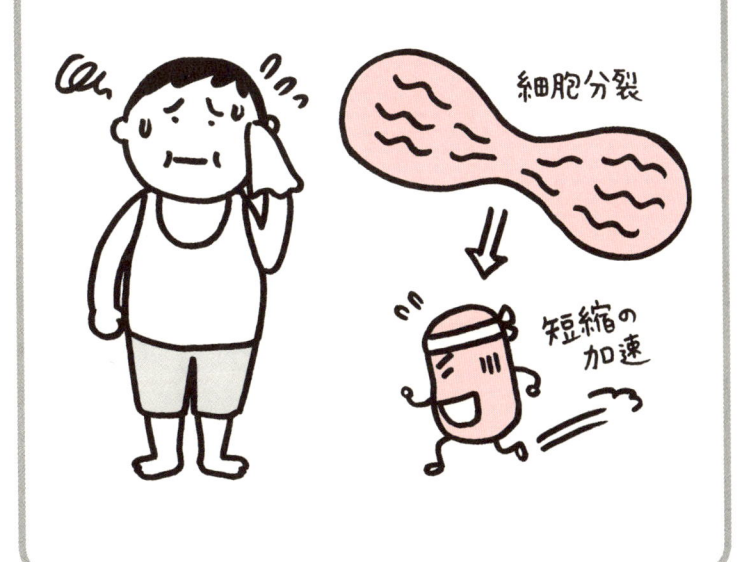

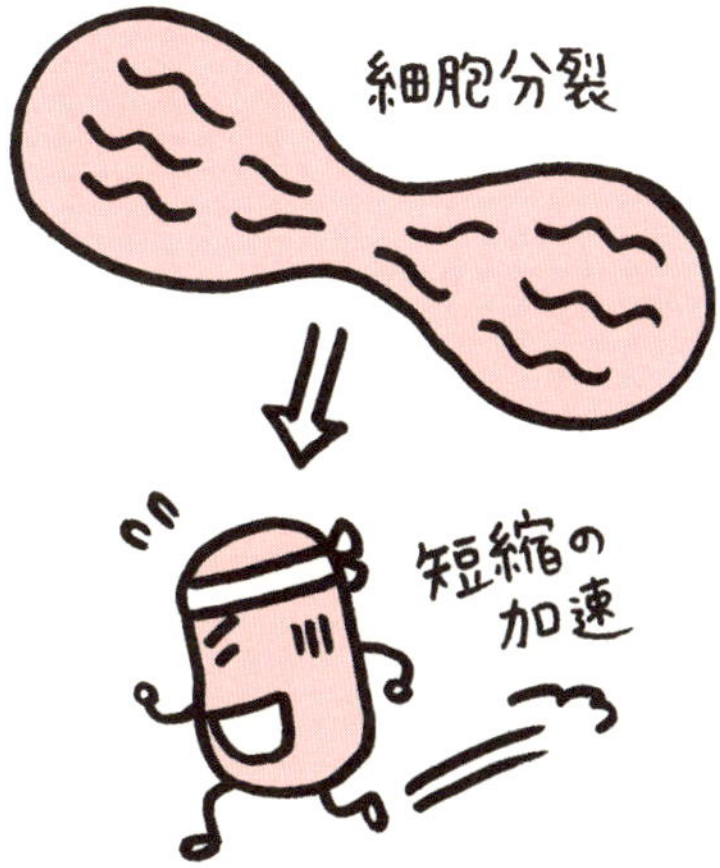

長寿の腸

活性酸素を減らす

細胞分裂のほかにも、テロメアの短縮するスピードを加速してしまうものが活性酸素です。テロメアはDNAとたんぱく質から形成されています。活性酸素は、そのテロメアのDNAを分解し、壊してしまう大敵なのです。

そもそも活性酸素は、体内の異物を排除しようとする免疫反応の1つです。四大疾病などの病気を患った場合、病気と化した細胞を排除するために免疫機能は活性酸素を発生させます。細胞が活性酸素を大量に浴びると、当然ながらテロメアは破壊され、長さが短くなっていきます。活性酸素がテロメアの短縮を進め、寿命を短くしてしまうのです。

しかも、病気になった部位は死滅した細胞を補うために細胞分裂を速めるので、テロメアにとってはダブルの打撃となってしまうわけです。このようにしてある特定の臓器のテロメアが極限まで短縮されてしまうと、その臓器の寿命は尽き、個体の死を招きます。

つまり、「テロメアの短縮」と「体内の活性酸素の増加」、「病気による個体の死」は、相互に関連性を持ちながら、ほぼ同時期に起こってしまうものなのです。

ここを腸Check!

- □ テロメアのＤＮＡを分解し、壊してしまう大敵が活性酸素
- □ 体内の活性酸素を増やすことは、寿命を縮めることに直結
- □ できるだけ体内で活性酸素を発生させないよう努めることがポイント

テロメアの短縮と活性酸素の関連性

同時期に起こるマイナスの流れ

病気による
体内の活性酸素の増加

↓

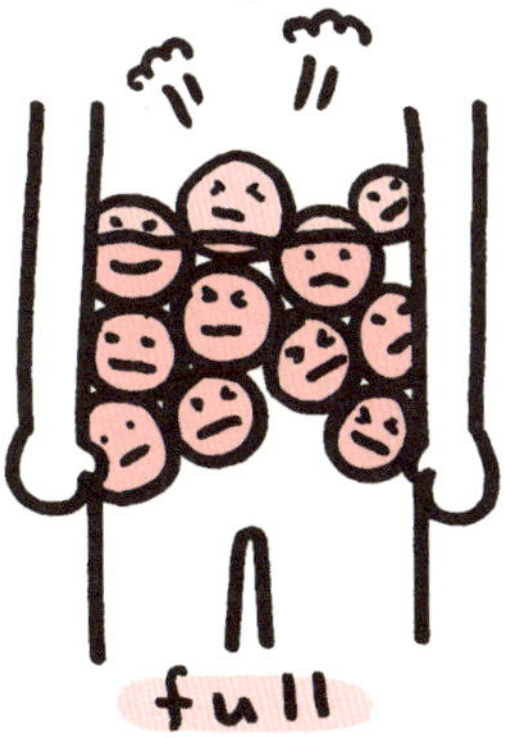

↓

テロメアの短縮が加速

↓

病気による死

プラスに変えると・・・

活性酸素の発生を
抑えるよう努める

↓

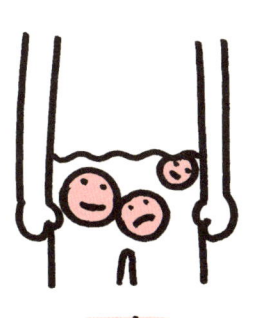

↓

テロメアの短縮はゆるやかに

↓

寿命を長く

happy♪

肥満とお酒の飲み過ぎはNG

テロメアを壊し、寿命を短くする重大因子といえるのが、肥満とお酒の飲み過ぎです。この2つが重なると、さらに危ない状況になってしまうので注意が必要です。

鹿児島県の奄美群島は、泉重千代さん、本郷かまとさんら、かつて長寿世界一の百寿者を2人も排出した長寿の島です。人口10万人当りの100歳以上が126人（2011年度）と多く、全国平均の38人と比べても約3倍にものぼります。ところが現在、この長寿の島で異変が起きています。県の調査で、40～64歳までの中年世代の死亡率が男性で全国平均の1・5倍、女性でも1倍超になっていることが明らかになったのです。調べてみると、中年世代では肥満者とお酒を飲み過ぎている人の割合が全国平均を大幅に上回っていました。BMI値が25を上回り、肥満と判定される人が4割を占めました。どうやら経済発展にともない、島にもコンビニやファミリーレストランが進出し、長寿を支えてきた伝統的な島料理を食べなくなってきていることが一因ではないかと推測されます。手軽に食べられる高脂肪・高糖質・高カロリーの食事が、島の中年世代に異変をもたらしたのです。

ここを腸Check!

- □ 肥満とお酒の飲み過ぎは、テロメアを壊す重大因子
- □ 肥満とお酒、両方の要素が重なると短命になりがち
- □ 手軽に食べられる食べ物ほど危ない

タイトルなし

●ＢＭＩ値を算出して肥満をチェック！

ＢＭＩ ＝ 体重（キログラム） ÷ 身長（メートル） ÷ 身長（メートル）

※ＢＭＩは２２が理想。25 以上は「肥満」

例えば
体重 70kg、身長 170cm なら
70 ÷ 1.7 ÷ 1.7=23.6
この数値は理想的といえるんだ！

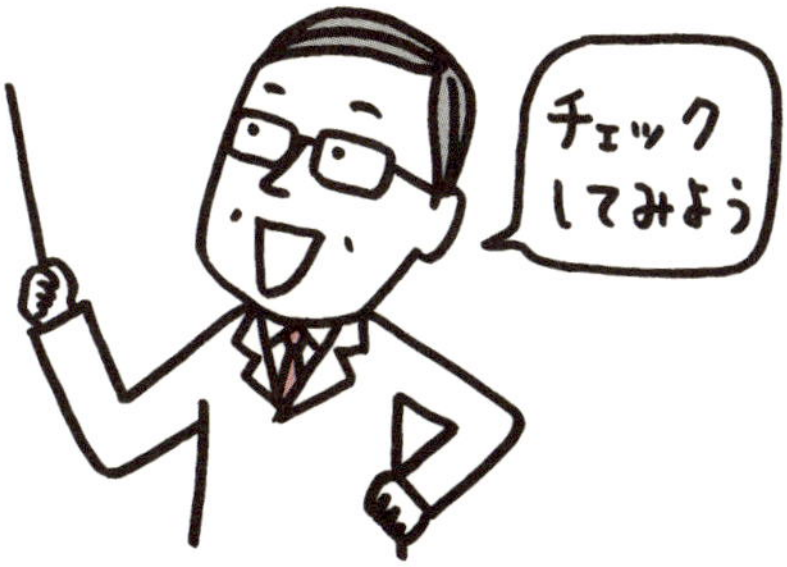

長寿の腸

ちょっとコレステロール高めで長生き

コレステロールに「善玉」と「悪玉」があることは知られていますが、悪玉という名のせいか、良くないものというイメージを抱く人も少なくないようです。これは大きな誤解で、善玉も悪玉も体にとって不可欠な成分であり、両者とも重要な役割を担っています。

そもそも細胞が正常な働きを保てるのは、1つ1つの細胞が膜に包まれているからです。この膜をつくる原料になるのがコレステロールです。ミトコンドリアもテロメアも長寿遺伝子も、いずれも細胞膜の内側にあります。これらが恒常的に機能できているのは、細胞膜に守られているおかげなのです。

近年、「コレステロール値が高いほど死亡率が下がった」という大規模研究や「コレステロールを下げる薬の服用では心臓病予防効果は見られない」などとする海外の研究報告が相次いでいます。これを受け、日本脂質栄養学会も「コレステロール値は高いほうが長生き」とする指針をまとめました。とくに50歳を過ぎたら、コレステロール値は少し高いくらいのほうが長生きできます。これが今後の医療界の新常識となっていくことでしょう。

ここを腸Check!

- □ コレステロール値は高いほうが長生き
- □ 細胞にとってコレステロールは不可欠
- □ コレステロールはうつ病も予防する

コレステロール値と死亡率

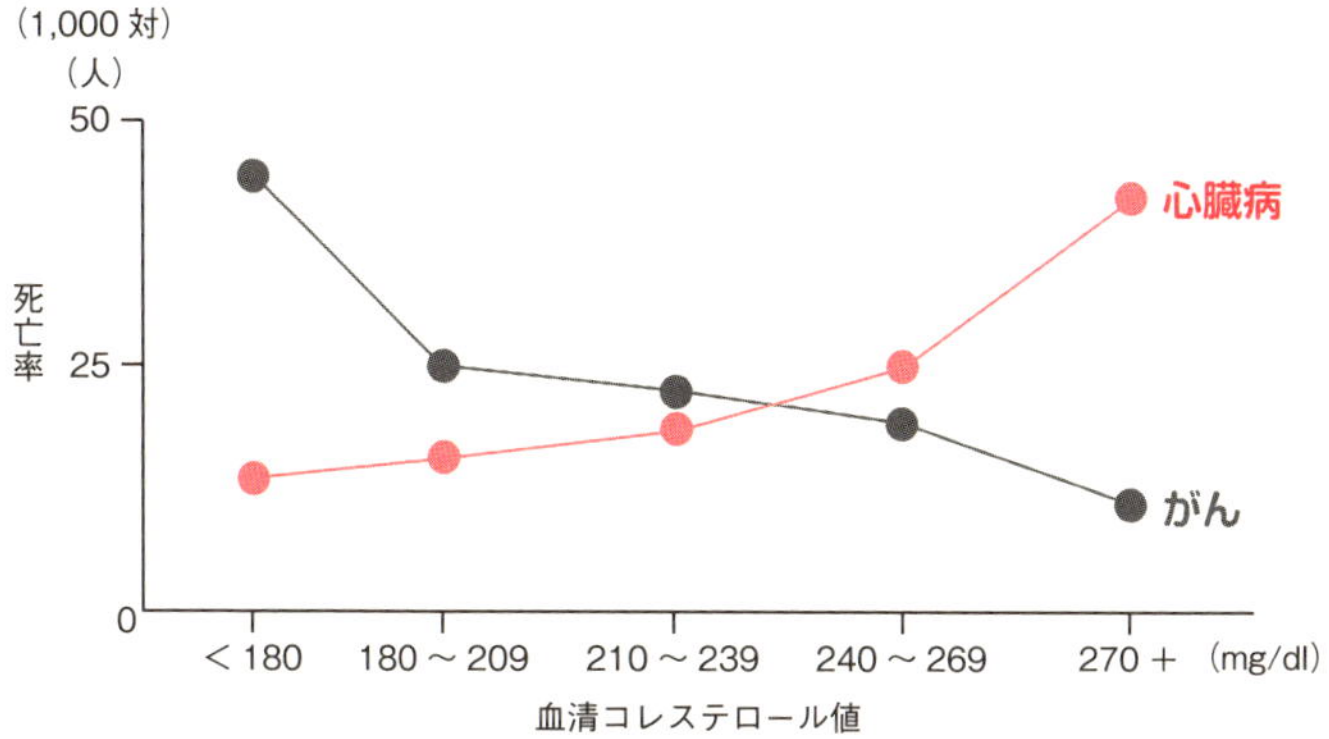

総コレステロール：血中に含まれるコレステロールの総量

・浜松医科大学の高田明和名誉教授は、11年にわたり大阪府民約1万人のコレステロール値と死亡率を調べている。その結果、総コレステロール値220を超えても死亡率に影響はなく、男性の場合、280未満まではコレステロール値が高くなるほど死亡率は下がっていた。

長寿の腸

水にこだわろう／水の選び方・飲み方

人体と海水との主要な元素を比較してみると、両者は組成がとても良く似ています。体内の水は生命の維持に直結しています。長寿の秘訣はふだんの飲料水にあるといっても過言ではありません。水で健康効果を高めるための選び方と飲み方を簡単に紹介しましょう。

❶人が手を加えていない天然水　生水には細胞を元気にする生理活性があります。選ぶときは「非加熱」とラベルに記載されているものを購入してください。

❷アルカリ性の水　健康増進に優れ、活性酸素の酸化力を中和する作用もあります。

❸自分の体にあった硬度　世界各国の長寿の水は、カルシウム含有量の豊富な硬水ですが、腎臓に疾患のある人が飲み過ぎると尿路結石になることもあります。

❹活性酸素を消す水　アルカリ性の鉱泉水や鉱水、温泉水です。採水地をチェックして。

❺おいしいと感じる水　体調に適した水は「おいしい」と感じます。

❻1日1・5～2ℓ飲む　1回に飲む量はコップ1杯程度を少しずつ、のどが渇く前に飲むのがおすすめです。

ここを腸Check!

- □ 体液は命の源である海水とほぼ同じ成分
- □ 硬度の高い水は不老のクスリ、血管の病気も防ぐ
- □ 水の選び方と飲み方で体質改善できる

活性酸素を抑える水

地底から湧き出した水である鉱泉水や鉱水、温泉水はミネラルが含まれます。

●軟水（硬度 100 以下）

水の名前	硬度	採水地
仙人秘水	22	岩手、釜石
宝の天然水	40	島根
クリティア	25	静岡、山梨など
リシリア	14	北海道

●硬水（硬度 100 以上）

水の名前	硬度	採水地
四国カルスト天然水ぞっこん	103	愛媛
命のみず	315	三重
浅虫温泉水・仙人のわすれ水	345	青森
マグナ 1800	900	大分

長寿の腸

長寿を導く発酵食品

発酵食品を食べると、腸内細菌を増やして元気にします。発酵食品にはぬか漬けなどの漬け物や納豆、味噌、ヨーグルト、チーズなどがあります。ぬか漬けやチーズには乳酸菌、納豆には納豆菌、味噌には麹菌、ヨーグルトにはビフィズス菌などの細菌が働いています。

これらがほかの腸内細菌に及ぼす好影響については、乳酸菌とビフィズス菌に関してはかなり明らかにされていますが、納豆菌や麹菌などについては、まだ解明が待たれているところです。とはいえ、納豆菌や麹菌も腸の中に入ると、腸内細菌が増えバランスも良くなって免疫機能が高まることはわかっています。結果、長寿に導くというわけです。

ともすれば、腸内の善玉菌だけを増やそうとする試みがさかんになされがちな昨今ですが、重要なのはむしろ善玉菌と悪玉菌のバランスです。腸内では善玉菌と悪玉菌が絶えず勢力争いをしています。このバランスが保たれているかぎりは、腸は正常に機能し、新陳代謝も活発になって免疫力も向上します。逆にバランスがくずれると、免疫機能はもちろん消化吸収機能や神経内分泌機能のすべてにおいて悪影響がでてきてしまうのです。

ここを腸Check!

- □ 発酵食品は腸内細菌を元気にする「若返りの食べ物」
- □ 毎日のように発酵食品を食べると免疫力が高まる
- □ 腸内細菌が増えると、結果的に長生きになる

発酵食品のいろいろ

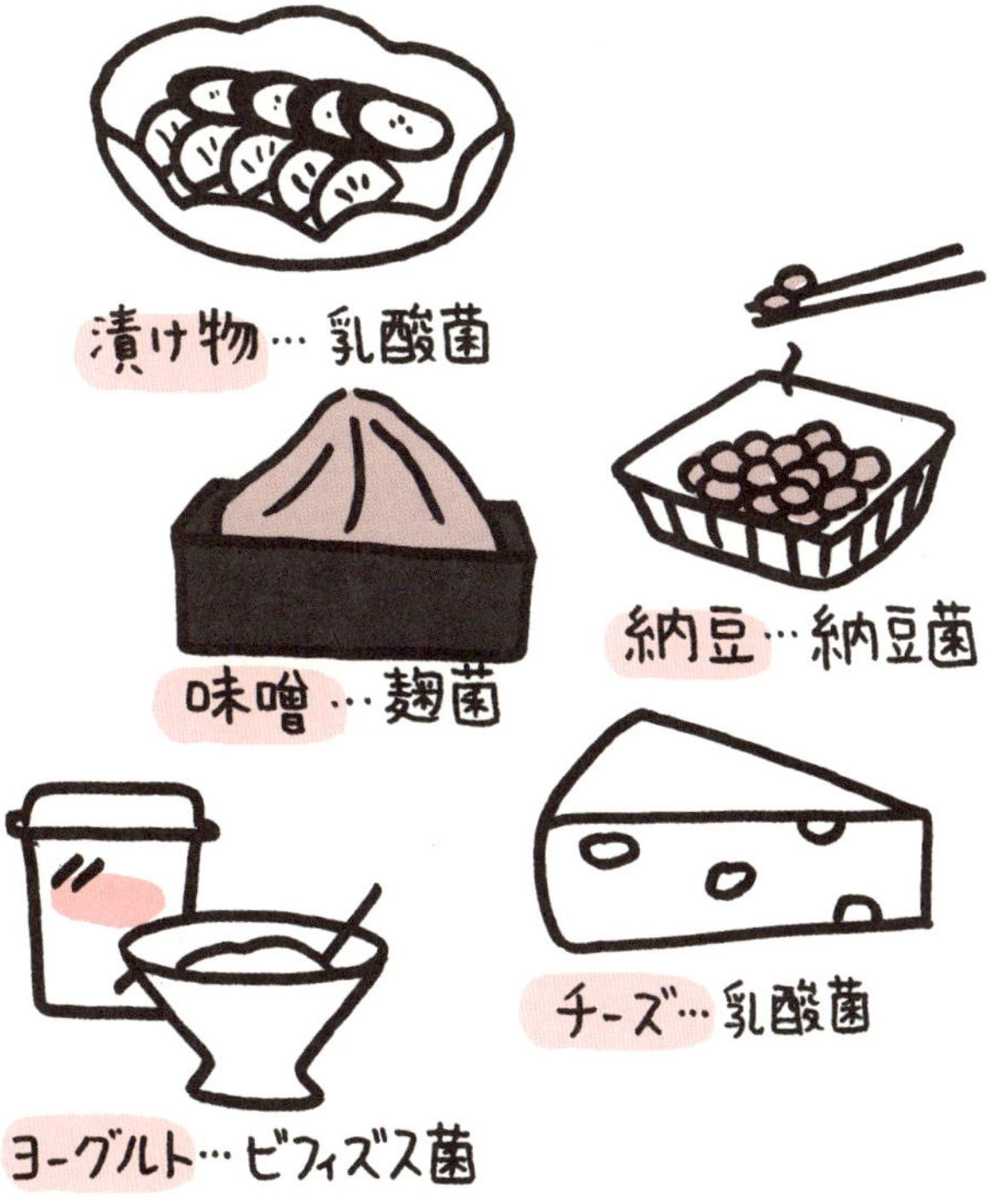
漬け物…乳酸菌
納豆…納豆菌
味噌…麹菌
チーズ…乳酸菌
ヨーグルト…ビフィズス菌

長寿の腸

和食が平均寿命を延ばしていた

昔ながらの日本食は、味噌汁をはじめ納豆、漬け物などが定番メニュー。納豆や漬け物、味噌、醤油などはすべて発酵食品です。和食にはたくさんの発酵食品が使われているのです。最近は米麹も注目のマトです。米麹と塩と水でつくる「塩麹」は、食品の保存性を高めるとともに、味や風味を良くしてくれるので、調味料としても使われます。ほかに、米酢やみりん、かつお節、日本酒、焼酎も麹菌を使ってつくられています。和食では伝統的に、多彩な発酵食品の数々が使われているのです。

毎日のように和食を食べていると、さまざまな発酵食品の菌によって腸内細菌が増え、免疫力が高まり、その結果、長生きになります。日本が世界でも有数の長寿国なのは、発酵食品の豊富な和食を日常的に食べていることと深く関わっています。

世界の長寿地域として有名なカフカス地方にあるグルジアでは、朝、昼、晩と3食必ずヨーグルトを食べています。ヨーグルトの乳酸菌がつくる酸で、日々のストレスなどで乱れた腸内細菌のバランスが整えられ、免疫力増強につながっているのです。

ここを腸Check!

- □ 和食には伝統的に発酵食品が豊富に使われている
- □ 和食中心の食生活は長寿につながる
- □ 世界の長寿地域でも1日3食、発酵食品を摂っている

発酵食品こそ“生きた菌”

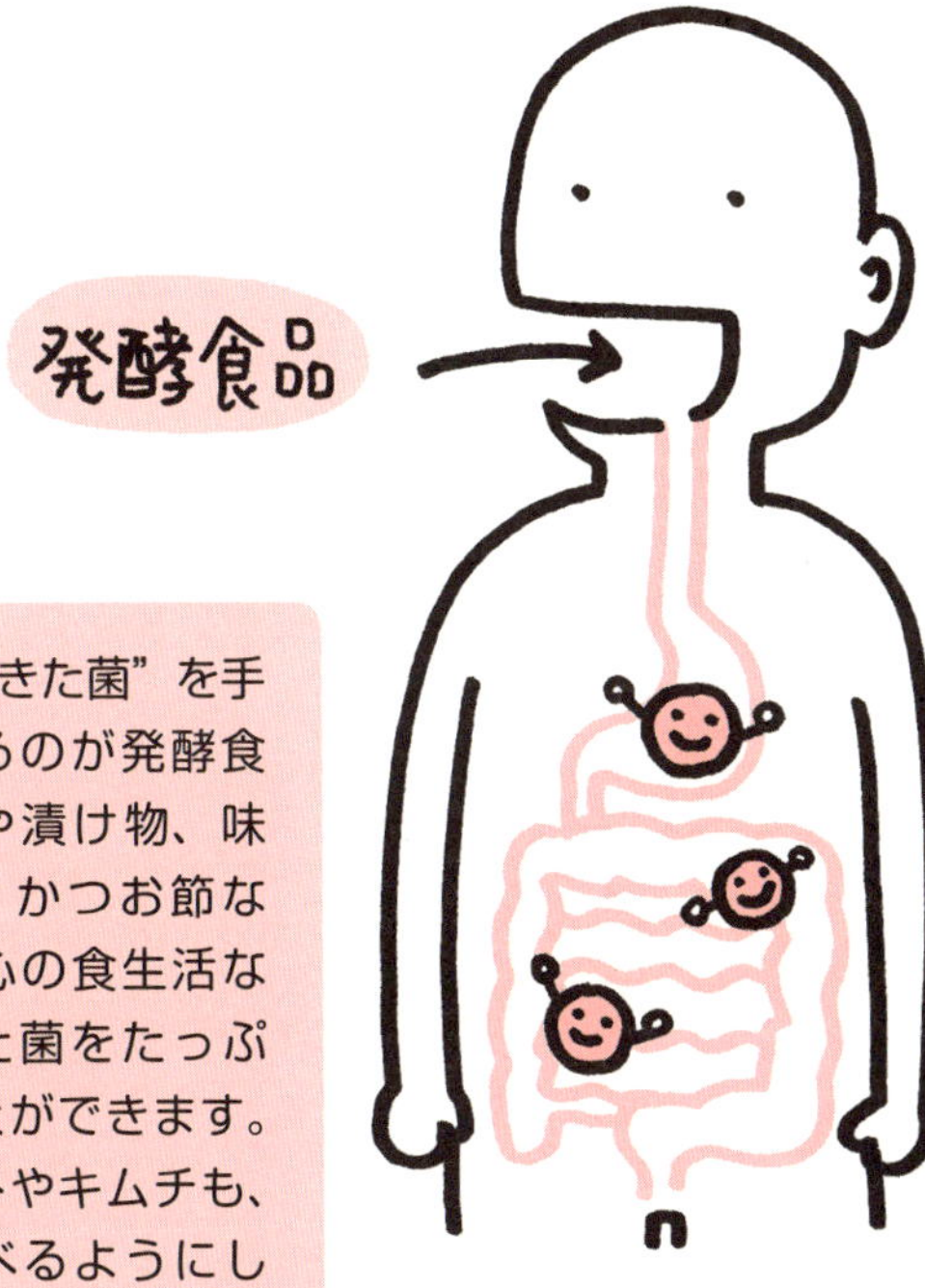

有用な“生きた菌”を手軽に摂れるのが発酵食品。納豆や漬け物、味噌、醤油、かつお節など和食中心の食生活なら、生きた菌をたっぷり摂ることができます。ヨーグルトやキムチも、進んで食べるようにしたいものです。

腫瘍壊死因子を生成する食品

早期にがん細胞を攻撃する早期誘導免疫の主役はＮＫ細胞ですが、ほかにもあります。同じ自然免疫系である腫瘍壊死因子（ＴＮＦ）がそれです。この腫瘍壊死因子は白血球の一種であるマクロファージが分泌する物質で、がん細胞を殺す作用を持っています。

このＴＮＦを産生する食品として、バナナやスイカなどの果物、赤色のアカスギノリや白色のアオマフノリなど、良くサラダに使われる海草があげられます。これらはＴＮＦを誘導する作用があり、抗がん剤にも劣らない効果を発揮するといわれます。

そのほか、野菜ではキャベツやナス、ダイコンなどにマクロファージを活性化する成分が多く、果物ではバナナやスイカ、パイナップルなどに強い活性化が認められています。体力の落ちている病後などにバナナを食べたり、夏バテにスイカというのもマクロファージ活性化の効果からみて理にかなったことだと思われます。マウスにダイコンやキャベツなどの淡色野菜の汁を飲ませ、蒸留水を飲ませた場合との比較実験では、野菜汁を飲ませたほうがＴＮＦの活性値が約10倍にもなっていたという興味深い実験結果もあります。

ここを腸Check!

- 腫瘍壊死因子（TNF）はがん細胞を攻撃する
- 体力の弱ったときにバナナを食べるのは効果的
- 淡色野菜汁でTNFの活性値が10倍アップ

TNFを誘導する効果のある食品

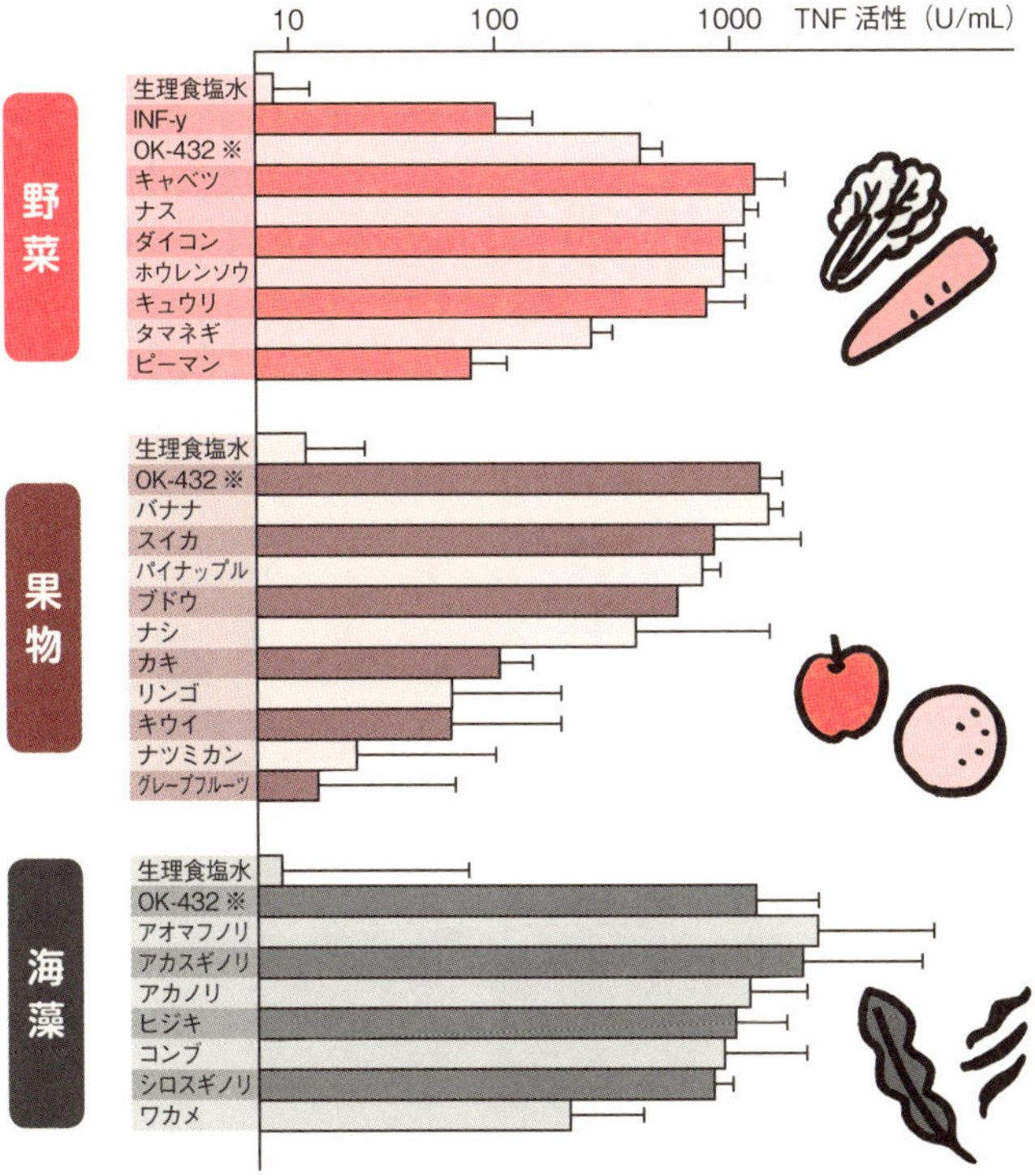

※ OK-432：ピシバニール

長寿の腸

がんを抑制する食品

がんを抑制する効果のある食品として注目したいのが、緑茶・ニンニク・きのこ類です。緑茶に関しては、日本国内を市町村ごとに分けて長寿地域を調べてみると、長寿なのはすべて緑茶を多く飲んでいる地域でした。お茶には「がん抑制効果」や「老化防止効果」があることがわかっています。緑茶に含まれるカテキン類には強い抗酸化作用と突然変異抑制作用があることが明らかで、このカテキンが健康増進効果の立役者であるようです。

米国の国立がん研究所では、疫学調査を行い、がんを抑える植物性食品をまとめて「デザイナーズフード・ピラミッド」を作成しています。このピラミッドの頂点、もっとも予防効果の高い食品がニンニクでした。日本で行われた大腸がん予防の熟成ニンニク抽出液を多く摂ったグループのほうががんになるリスクが30パーセントほど低下していました。ただし、ニンニクはとても複雑な野菜で、抗がん効果があるからと生で大量に食べれば良いかというとそうではありません。調理法によって成分がかなり変化するからです。

きのこ類は、β-グルカンという免疫力を高める成分が、がん抑制効果を発揮します。

ここを腸Check!

- □ がん予防効果のもっとも高い食品はニンニク
- □ 緑茶に多く含まれるカテキンが健康増進の立役者
- □ きのこは種類に関わらず、がん抑制効果がある

ガン予防の可能性のある植物性食品

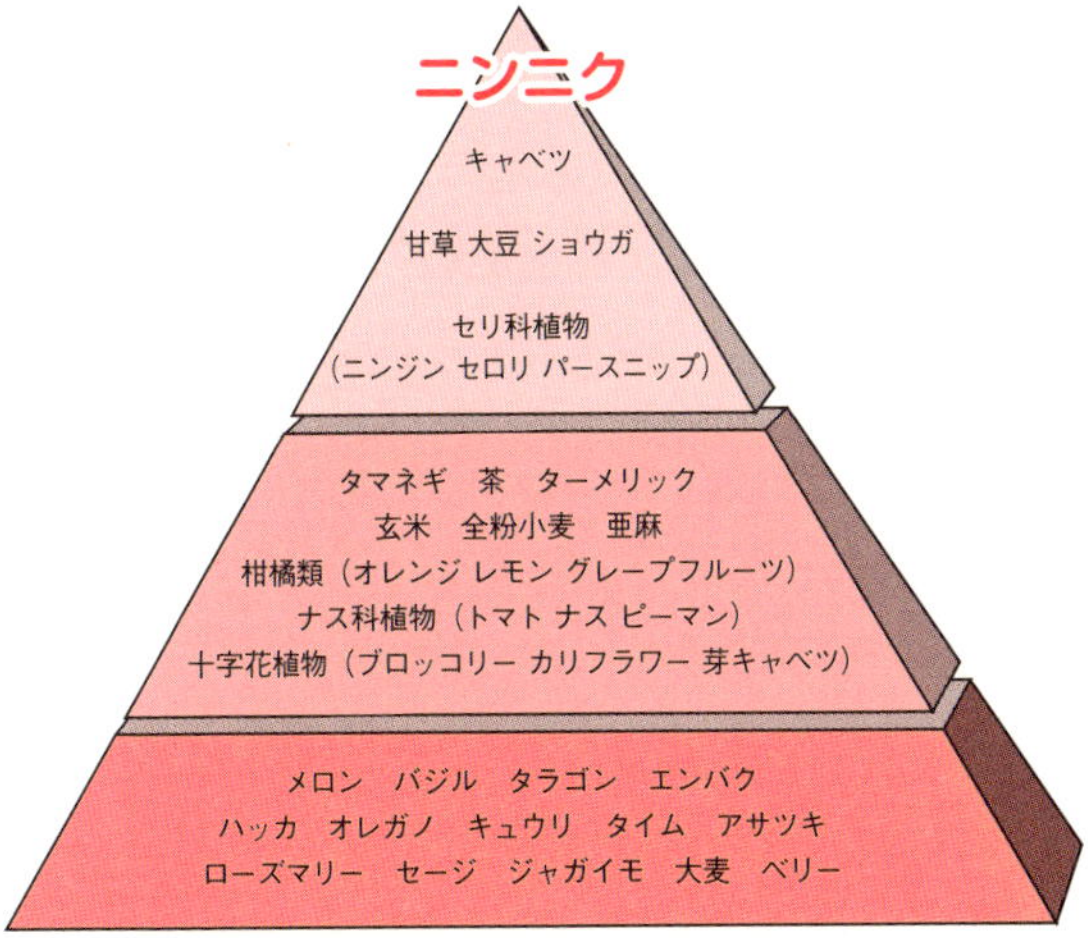

デザイナーズフード・ピラミッド

ニンニクの摂り方メモ

ニンニクは１日４グラム程度を摂るように心がけよう。すりおろしたり、焼いたり、炒めたりなどさまざまな調理法で摂ってみよう。

ちはどんなうんち!?

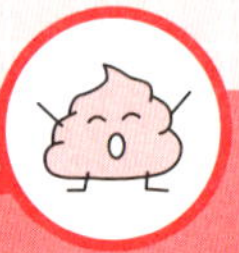

バナナタイプ

症状

俗にいう一本糞。水に浮かんで、泡が出て沈むこの泡は食物繊維が発酵している証拠なので、腸内で良い具合に細菌が増殖していると思って良いでしょう。

対処法

● このうんちに出会えたら快腸!

ヒョロヒョロタイプ

症状

高齢の人に多い「老人性の細便」ダイエットで食事が足りなかったり、腹筋が弱い女性にもおおい。黒ずんだ赤茶色から黒色のことが多い。

対処法

● 腹筋を鍛えて排便力 up
● 便の量を増やす食事を
● 発酵食品を食べて腸内環境改善

ドロドロタイプ

症状

黒い色だったり、褐色だったり。下痢の初期症状水分量が多く、臭いもキツいことが多い。長く続くと腸内が荒れるので、注意が必要。「過敏性腸症候群」の可能性も

対処法

● 食物繊維の多い食事を摂る
● 体が疲れていることも。休息を
● 食中毒や寄生虫の可能性もあるので、早めの診断を

あなたの今日のうん

びしゃびしゃタイプ

症状

水分が多く、俗にいう下痢。色が茶色以外の場合はすぐに病院へ行ったほうがよいでしょう。腸内で水分がほとんど吸収されておらず、臭いがかなりキツいこともある。

▶▶▶

対処法

- 体が冷えないように温めましょう
- 消化吸収の良い食事を
- あまり長く続くなら病院へ

カチびしゃタイプ

症状

岩のように固いうんちと水溶性のうんちが交互に出る。ストレスによる「過敏性腸症候群」が原因のことも多い。腸内リズムが狂っている可能性がある。

▶▶▶

対処法

- とにかくストレスを解消することを第一に
- 朝食を摂るようにするなど、安定した食事リズムを

カチカチタイプ

症状

小さくてコロコロしたウサギやネズミの糞のようなうんち。腸の中で長くとどまってカチカチに固まってしまったうんち。黒ずんで、小石1個～2個程度しか出ないことも。

▶▶▶

対処法

- 出なくてもトイレに座るなど我慢しない
- 食物繊維をたくさん摂ろう
- 水分を多く摂る

おわりに

45年前から私は毎年、インドネシアのカリマンタン島に実地調査を行いに行っています。インドネシアの地方の街や村は、この45年の間まったく変わらなかったわけではありませんが、日本のような目まぐるしい変化もありません。いまだに糞便の流れる川で子どもたちは遊び、遠く離れたところから汲んで来たとてもキレイとはいえない水を飲料水とし、ヘビやカエル、昆虫を捕まえて食べています。

それでも彼らには、アレルギーや生活習慣病といった言葉はなく、私たち日本人よりもはるかに健康な生活を送っています。そして、その健康を守っているのが、彼らの周りにいる土壌菌や皮膚の常在菌、腸の中のカイチュウです。

しかし、最近の日本人はどうでしょう。日々、浄化されたキレイな水を飲み、抗菌された部屋に住み、添加物たっぷりの食事を摂り、極度のダイエットに興味を持っている人が増えているのが現状です。

そんな日本人に、もっと腸の存在を、働きを、役割を知って欲しいと願っています。

腸は働きものです。腸がしっかり働いていれば、良質な栄養が十分に吸収され、適度な脂肪を体に蓄えてくれるのでアンチエイジングにもなります。

腸が元気になる食事を意識的に摂れば、体は美しく、健康な状態を保ち維持することができるのです。

さらに、よく遊び、よく働き、よく寝て、よく食べる。

そんな当たり前の自然のサイクルを体に染み込ませておけば、ストレスもアレルギーも怖くない生活が送れると私は考えています。

そんな思いで書き上げたのがこの1冊です。この本が、あなたの健康に少しでも役立ってくれれば幸いです。

参考文献

『自然の恵みで免疫力アップ』藤田紘一郎・周東寛（現代書林、2011年）
『こころの免疫学』藤田紘一郎（新潮社、2011年）
『The new germ theory』L.Buchen（News feature 492-495、2010年）
『免疫と腸内細菌』上野川修一（平凡社、2003年）
『寄生虫博士のおさらい生物学』藤田紘一郎（講談社、2007年）
『こころとからだの免疫学』藤田紘一郎（心身健康科学概論88-105、2008年）
『アレルギーの9割りは腸で治る！』藤田紘一郎（大和書房、2011年）
『日本人の清潔がアブナイ』藤田紘一郎（小学館、2003年）
『50歳からは「炭水化物」をやめなさい。～「病まない」、「ボケない」、「老いない」体をつくる腸健康法～』藤田紘一郎（大和書房、2012年）
『ウンココロ』藤田紘一郎、寄藤文平（実業之日本社、2005年）
『脳はバカ、腸はかしこい』藤田紘一郎（三五館、2012年）
『腸をダメにする習慣、鍛える習慣～腸内細菌を育てて免疫力を上げる30の方法～』藤田紘一郎（ワニブックスPLUS新書、2013年）
『ミネラルウォーターの処方箋』藤田紘一郎（日東書院本社、2007年）
『乳酸菌生活は医者いらず』藤田紘一郎（三五館、2013年）
『免疫力をアップする科学～腸内細菌で病気知らず！いますぐできる科学的健康法～』藤田紘一郎（ソフトバンク新書、2011年）

◆著者プロフィール
藤田紘一郎
1939年、旧満州生まれ。東京医科歯科大学医学部卒業。東京大学医学系大学院修了、医学博士。金沢医科大学教授、長崎大学教授、東京医科歯科大学大学院教授を経て、同大学名誉教授。人間総合科学大学教授。感染免疫学者。NPO自然免疫健康研究会理事長。1983年に寄生虫体内のアレルゲン発見で小泉賞を受賞。最近の著書『50歳からは炭水化物をやめない』『脳はバカ 腸はかしこい』『乳酸菌生活は医者いらず』他。

カバーデザイン　CYCLE DESIGN
デザイン　山田素子
　舟久保さやか（STUDIO DUNK）
イラスト　坂木浩子（ぽるか）
編集制作　内野侑美
　設楽菜月（STUDIO DUNK）
執筆　木村亜希子
　竹川有子
　伊達直太
　渡辺典子

50歳からの腸にやさしい食べかた

2013年8月25日　初版第1刷発行

著者●藤田紘一郎
発行者●穂谷竹俊
発行所●株式会社日東書院本社
〒160-0022　東京都新宿区新宿2丁目15番14号辰巳ビル
TEL●03-5360-7522（代表）　FAX●03-5360-8951（販売部）
振替●0018-0-705733　URL●http://www.TG-NET.co.jp

印刷所●三共グラフィック株式会社
製本所●株式会社セイコーバインダリー

ISBN978-4-528-01258-5　C2077